Leberentgiftungs-Kochbuch für Anfänger:

365 Tage nahrhafter und einfacher Rezepte zur Körperentgiftung und Darmreinigung

Sandra Tannenwald

Inhaltsübersicht

Kapitel 1
Einführung in die Gesundheit und Entgiftung der Leber

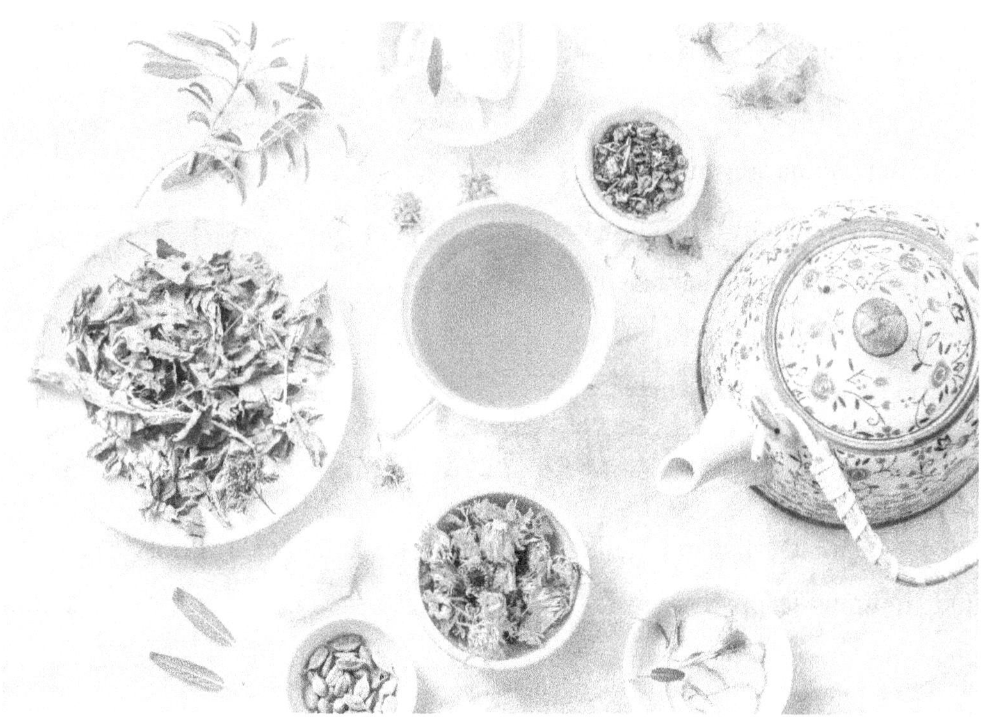

Die wichtige Rolle der Leber

Eingebettet in die schützende Umarmung des Brustkorbs ist die Leber ein meisterhafter Dirigent, der eine Symphonie von Funktionen orchestriert, die für die Aufrechterhaltung des Lebens unabdingbar sind. Ihre Bedeutung geht weit über ihren physischen Standort hinaus und erstreckt sich auf das komplizierte Geflecht von Stoffwechsel-, Entgiftungs-, Speicher- und Immunprozessen, die den Körper in harmonischem Gleichgewicht halten.

1. **Drehscheibe des Stoffwechsels:** Das Herzstück der Leber ist ihre Rolle als Stoffwechselzentrale. Mit akribischer Präzision verarbeitet sie die Nährstoffe aus den von uns verzehrten Nahrungsmitteln, gewinnt Energie und sorgt für die Verteilung der lebenswichtigen Elemente im Körper. Die Leber ist ein Meister der Stoffwechselalchemie: Sie wandelt Zucker in nutzbare Energie um, speichert Glykogen für den zukünftigen Bedarf und synthetisiert Proteine, die für die Zellfunktionen wichtig sind.
2. **Wächter der Entgiftung:** Die Leber fungiert als wachsamer Wächter gegen die ständige Flut von Giftstoffen und ist das wichtigste Entgiftungszentrum des Körpers. Das Blut aus

dem Verdauungstrakt fließt durch ihr kompliziertes Netzwerk, wo die Giftstoffe abgefangen und neutralisiert werden. Durch eine Reihe komplexer enzymatischer Reaktionen wandelt die Leber potenzielle Gefahren in wasserlösliche Verbindungen um, was deren sichere Ausscheidung erleichtert und den Körper vor den schädlichen Auswirkungen der angesammelten Giftstoffe schützt.

3. **Maestro der Blutgerinnung:** Im Bereich der Blutstillung spielt die Leber die Hauptrolle als Meister der Blutgerinnung. Sie produziert eine Reihe von Proteinen, darunter Gerinnungsfaktoren, die für die Wundheilung und die Verhinderung übermäßiger Blutungen unerlässlich sind. Ohne diese Symphonie von Proteinen wäre der Körper anfällig für unkontrollierte Blutungen, die selbst kleinere Verletzungen in potenziell lebensbedrohliche Situationen verwandeln könnten.

4. **Speichereinrichtung:** Neben ihrer aktiven Rolle dient die Leber auch als strategischer Speicher für wichtige Nährstoffe. Sie hortet Vitamine wie A, D und B12 sowie Mineralien wie Eisen und Kupfer und sorgt so für eine stetige Versorgung in Zeiten der Nährstoffknappheit. Diese Speicherfunktion ist in Zeiten unentbehrlich, in denen die Nährstoffzufuhr unzureichend ist, so dass der Körper auf seine gespeicherten Reserven zurückgreifen kann, um den Stoffwechselbedarf zu decken.

5. **Immunologischer Wächter:** Im Bereich der Immunität verwandelt sich die Leber in einen beeindruckenden Wächter. Sie beherbergt einen großen Teil der Immunzellen des Körpers und beteiligt sich aktiv an der Abwehr von Infektionen und Krankheiten. Indem sie Krankheitserreger aufspürt und neutralisiert, trägt die Leber wesentlich zur allgemeinen Widerstandsfähigkeit des Körpers bei und ist damit ein wichtiger Akteur im komplizierten Tanz des Immunsystems.

Im Grunde ist die Leber nicht nur ein Organ, sondern eine Symphonie miteinander verbundener Funktionen, bei der jede Note mit der nächsten harmoniert und eine Lebensmelodie ergibt. Ihre komplizierten Aufgaben unterstreichen die entscheidende Bedeutung einer optimalen Lebergesundheit, denn jede Disharmonie in dieser Symphonie kann sich auf den gesamten Körper auswirken und unser allgemeines Wohlbefinden beeinträchtigen.

Warum entgiften?

Eine Entgiftungskur ist nicht nur ein Wellness-Trend, sondern ein zielgerichtetes Unterfangen, das auf den tiefgreifenden Auswirkungen auf die komplexen Abläufe im Körper beruht. Das Verständnis der zwingenden Gründe, die hinter der Aufforderung zur Entgiftung stehen, enthüllt eine Erzählung über ganzheitliche Gesundheit und Widerstandsfähigkeit.

1. **Den Körper von angesammelten Giftstoffen befreien:** In unserer modernen Welt sind wir mit einer Fülle von Umweltgiften, Zusatzstoffen und Schadstoffen konfrontiert, die sich nach und nach im Körper ansammeln können. Die Entgiftung dient als entscheidender

Mechanismus, um diese angesammelten Toxine auszuscheiden und ihre möglichen negativen Auswirkungen auf verschiedene Organe und Systeme zu verhindern.

2. **Unterstützung einer optimalen Leberfunktion:** Die Leber, unsere primäre Entgiftungszentrale, kann durch die ständige Belastung mit Schadstoffen und verarbeiteten Substanzen belastet werden. Eine gezielte Entgiftung trägt dazu bei, diese Belastung zu mindern, so dass die Leber optimal arbeiten kann. Dies wiederum verbessert ihre Fähigkeit, den Stoffwechsel zu regulieren, das Blut zu filtern und ein gesundes Gleichgewicht an wichtigen Nährstoffen aufrechtzuerhalten.

3. **Steigerung des Energieniveaus:** Angesammelte Giftstoffe können zu Müdigkeit und Trägheit führen. Durch den Entgiftungsprozess entledigt sich der Körper der Last dieser Giftstoffe, was zu einem neuen Gefühl von Energie und Vitalität führt. Die Entgiftung wird zu einer Verjüngungsreise, die einen neuen Lebenswillen freisetzt.

4. **Förderung der geistigen Klarheit:** Die Verbindung zwischen Körper und Geist ist unbestreitbar. Eine Entgiftung reinigt nicht nur den Körper, sondern hat auch einen tiefgreifenden Einfluss auf die geistige Klarheit. Durch die Beseitigung von Stoffen, die die kognitiven Funktionen beeinträchtigen können, fördert die Entgiftung eine stärkere Konzentration und ein Gefühl des geistigen Wohlbefindens.

5. **Förderung eines gesunden Gewichtsmanagements:** Giftstoffe können als Schutzmechanismus in den Fettzellen gespeichert werden. Eine strategische Entgiftung kann dabei helfen, diese gespeicherten Giftstoffe freizusetzen, was zu einem gesunden Gewichtsmanagement beiträgt. Darüber hinaus unterstützt eine saubere und nährstoffreiche Ernährung während der Entgiftung die allgemeine Gesundheit des Stoffwechsels und kann eine nachhaltige Gewichtsabnahme erleichtern.

Entgiftung ist eine facettenreiche Reise, die verschiedene Motivationen umfasst, die über oberflächliche Wellness-Trends hinausgehen. Wenn man die zwingenden Gründe für eine Entgiftung genauer betrachtet, entdeckt man eine Vielzahl miteinander verbundener Vorteile, die mit dem breiteren Spektrum von Gesundheit und Vitalität in Einklang stehen.

1. **Revitalisierung der Hautgesundheit:** Giftstoffe und Verunreinigungen im Körper können sich auf der Haut zeigen und zu Problemen wie Akne, fahlem Teint und Entzündungen führen. Eine Entgiftung trägt zu einer klareren, gesünderen Haut bei, indem sie diese inneren Stressfaktoren beseitigt und ein strahlendes und revitalisiertes Aussehen fördert.

2. **Gleichgewicht der Hormone:** Bestimmte Umweltschadstoffe können das empfindliche Gleichgewicht der Hormone im Körper stören. Eine Entgiftung hilft bei der Wiederherstellung des hormonellen Gleichgewichts, das für die reproduktive Gesundheit, die Stimmungsstabilität und das allgemeine Wohlbefinden entscheidend ist.

3. **Stärkung des Immunsystems:** Ein gereinigter und gut funktionierender Körper ist besser in der Lage, Infektionen und Krankheiten abzuwehren. Die Entgiftung unterstützt das

Immunsystem, indem sie die lebenswichtigen Organe entlastet und es ihnen ermöglicht, sich auf die Verteidigung gegen äußere Bedrohungen zu konzentrieren.

4. **Linderung von chronischen Entzündungen:** Chronische Entzündungen sind die Ursache für viele Gesundheitsprobleme, von Arthritis bis hin zu Herz-Kreislauf-Erkrankungen. Die Entgiftung durch Änderungen der Ernährung und des Lebensstils kann eine entscheidende Rolle bei der Linderung von Entzündungen spielen und die langfristige Gesundheit fördern.

5. **Ungesunde Gewohnheiten ablegen:** Die Teilnahme an einem Entgiftungsprogramm bedeutet oft, dass man sich von ungesunden Gewohnheiten wie übermäßigem Koffeinkonsum, raffiniertem Zucker oder der Abhängigkeit von verarbeiteten Lebensmitteln trennen muss. Die Entgiftung dient als Umstellungsphase, um Gewohnheiten zu ändern und ein gesünderes Verhältnis zur Ernährung zu entwickeln.

6. **Verbesserung der Verdauungsgesundheit:** Giftstoffe und eine Ernährung, die reich an verarbeiteten Lebensmitteln ist, können zu Verdauungsproblemen wie Blähungen, Verstopfung oder unregelmäßigem Stuhlgang beitragen. Eine Entgiftung unterstützt die Gesundheit der Verdauung, indem sie den Verzehr nährstoffreicher, leicht verdaulicher Lebensmittel fördert.

7. **Förderung des emotionalen Wohlbefindens:** Die Verbindung zwischen Geist und Körper ist tiefgreifend, und eine Entgiftung kann sich positiv auf das emotionale Wohlbefinden auswirken. Eine gesunde Ernährung, Flüssigkeitszufuhr und achtsame Praktiken während der Entgiftung tragen zu emotionalem Gleichgewicht, Stressabbau und einem allgemeinen Gefühl der Ruhe bei.

8. **Verbesserung der Schlafqualität:** Giftstoffe und schlechte Ernährung können das Schlafverhalten beeinträchtigen. Eine Entgiftung durch eine saubere, nährstoffreiche Ernährung kann zu einer besseren Schlafqualität beitragen, so dass sich die Menschen ausgeruhter und verjüngt fühlen.

9. **Förderung der Langlebigkeit:** Durch die Beseitigung der Ursachen vieler Gesundheitsprobleme und die Förderung des allgemeinen Wohlbefindens kann die Entgiftung zur Langlebigkeit beitragen. Ein Körper, der frei von übermäßigen Giftstoffen ist und optimal funktioniert, wird mit größerer Wahrscheinlichkeit in Würde altern.

Zusammenfassend lässt sich sagen, dass die Motivation für eine Entgiftung aus einer Vielzahl von Vorteilen besteht, die nicht nur die körperliche Gesundheit, sondern auch geistige Klarheit, emotionales Gleichgewicht und das Streben nach einem lebendigen, abgerundeten Leben umfassen. Die Entgiftungsreise wird zu einem ganzheitlichen Unterfangen, das dem Einzelnen das Potenzial eröffnet, in verschiedenen Bereichen seiner Gesundheit und Vitalität zu gedeihen.

Anzeichen für Stress in der Leber erkennen

Die Leber, die oft als der unbesungene Held des Körpers gepriesen wird, trägt die Verantwortung für die Verarbeitung und Entgiftung von Substanzen, die in unseren Körper gelangen. Die

Anforderungen unseres modernen Lebensstils, der durch verarbeitete Lebensmittel, Umweltgifte und chronischen Stress gekennzeichnet ist, können dieses lebenswichtige Organ jedoch manchmal überfordern. Um unsere Gesundheit zu schützen, ist es entscheidend, die differenzierten Signale zu erkennen, die der Körper aussendet und die auf eine mögliche Belastung der Leber hinweisen.

1. Verdauungsbeschwerden:

- **Blähungen und Blähungen:** Anhaltende Blähungen und übermäßige Blähungen können ein Anzeichen für Leberstress sein. Die Leber ist an der Produktion von Gallenflüssigkeit beteiligt, die eine Schlüsselrolle bei der Verdauung spielt. Jede Störung dieses Prozesses kann zu Unbehagen, Blähungen und Blähungen führen.
- **Verstopfung oder Durchfall:** Unregelmäßigkeiten im Stuhlgang, wie anhaltende Verstopfung oder Durchfall, können ein Zeichen für ein Ungleichgewicht in der Leber sein. Die Rolle des Organs bei der Verarbeitung und Ausscheidung von Abfallstoffen kann die Regelmäßigkeit der Verdauung beeinflussen.

2. Probleme mit der Haut:

- **Gelbsucht:** Ein deutliches Anzeichen für eine Lebererkrankung ist die Gelbsucht, die durch eine Gelbfärbung der Haut und der Augen gekennzeichnet ist. Sie tritt auf, wenn die Leber Schwierigkeiten hat, Bilirubin zu verarbeiten, ein gelbes Pigment, das beim normalen Abbau der roten Blutkörperchen entsteht.
- **Juckreiz der Haut:** Starker Juckreiz, insbesondere ohne offensichtlichen Hautausschlag, kann mit Leberproblemen in Verbindung gebracht werden. Die Anhäufung von Gallensalzen aufgrund einer eingeschränkten Leberfunktion kann zu diesen Unannehmlichkeiten beitragen.

3. Ungeklärte Müdigkeit:

- **Chronische Müdigkeit:** Während Müdigkeit verschiedene Ursachen haben kann, kann anhaltende, unerklärliche Müdigkeit auf eine Belastung der Leber hinweisen. Die Leber, die für den Energiestoffwechsel zuständig ist, kann durch übermäßige Toxine überfordert sein.
- **Schwäche und Lethargie:** Ein Gefühl der Schwäche oder Lethargie, auch nach ausreichender Ruhe, kann ein frühes Anzeichen dafür sein, dass die Leber Schwierigkeiten hat, ihre Stoffwechselfunktionen effizient zu erfüllen.

4. Unterleibsschmerzen:

- **Unwohlsein im Oberbauch:** Schmerzen oder Unwohlsein im rechten Oberbauch, wo sich die Leber befindet, können ein Anzeichen für eine Belastung der Leber sein. Diese

Beschwerden können von einem dumpfen Schmerz bis hin zu einem stärkeren Schmerz reichen, der oft von einem Völlegefühl begleitet wird.

- **In den Rücken ausstrahlende Schmerzen:** Leberstress kann sich manchmal als Schmerz äußern, der in den Rücken oder die Schulterblätter ausstrahlt, was die Verflechtung der Leberfunktion mit den umliegenden Bereichen verdeutlicht.

5. Veränderungen der Stuhlfarbe:

- **Blasser oder teerfarbener Stuhl:** Die Farbe Ihres Stuhls kann Aufschluss über die Leberfunktion geben. Blasser oder lehmfarbener Stuhl kann auf einen Mangel an Galle hinweisen, während dunkler, teerfarbener Stuhl auf Blutungen im Verdauungstrakt hinweisen kann, die behandelt werden müssen.
- **Schlechter Geruch:** Eine merkliche Veränderung des Stuhlgeruchs, insbesondere ein ungewöhnlich starker oder unangenehmer Geruch, kann auf Verdauungsprobleme im Zusammenhang mit der Leberfunktion hinweisen.

6. Flüssigkeitsretention:

- **Schwellungen im Bauch oder in den Beinen:** Leberstress kann zu Flüssigkeitseinlagerungen führen, die Schwellungen im Bauchraum (Aszites) oder in den Beinen verursachen. Dies geschieht, wenn die Fähigkeit der Leber, den Flüssigkeitshaushalt zu regulieren, beeinträchtigt ist und sich Flüssigkeit in Körperhöhlen ansammelt.
- **Geschwollene Augen oder Knöchel:** Sichtbare Schwellungen um die Augen oder Knöchel können eine äußere Manifestation eines inneren Flüssigkeitsungleichgewichts sein, das oft mit der Leberfunktion zusammenhängt.

7. Erhöhte Empfindlichkeit gegenüber Chemikalien:

- **Erhöhte Empfindlichkeit:** Eine gestresste Leber kann zu einer erhöhten Empfindlichkeit gegenüber Chemikalien, Duftstoffen oder Umweltschadstoffen führen. Die Betroffenen reagieren möglicherweise stärker auf Substanzen, die zuvor keine Probleme verursacht haben, was die Rolle der Leber bei der Entgiftung unterstreicht.
- **Allergische Reaktionen:** Die erhöhte Empfindlichkeit kann sich auch auf allergische Reaktionen erstrecken, wobei die Betroffenen stärker auf Allergene reagieren oder neue Empfindlichkeiten entwickeln.

8. Hormonelle Ungleichgewichte:

- **Menstruationsunregelmäßigkeiten:** Die Leber spielt eine wichtige Rolle bei der Hormonregulierung, und eine Belastung der Leber kann zu hormonellen

Ungleichgewichten beitragen. Menstruationsunregelmäßigkeiten, wie z. B. Veränderungen der Menstruation, der Dauer oder der Begleitsymptome, können ein subtiles Signal sein.

- **Symptome eines hormonellen Ungleichgewichts:** Dazu können Veränderungen der Libido, Stimmungsschwankungen oder Störungen des Menstruationszyklus gehören. Die Fähigkeit der Leber, Hormone effektiv zu verarbeiten, ist entscheidend für die Aufrechterhaltung des hormonellen Gleichgewichts.

9. Schwierige Gewichtsabnahme:

- **Herausforderungen bei der Gewichtskontrolle:** Wenn die Bemühungen, das Gewicht durch eine gesunde Ernährung und Sport zu kontrollieren, nicht von Erfolg gekrönt sind, könnte dies ein Zeichen für Leberstress sein. Die Rolle der Leber im Stoffwechsel kann sich auf die Fähigkeit des Körpers auswirken, Fett effizient zu verbrennen.
- **Hartnäckiges Bauchfett: Die** Anhäufung von Fett um den Bauch herum, insbesondere in Form von hartnäckigem Bauchfett, kann auf Stoffwechselprobleme im Zusammenhang mit der Leberfunktion hinweisen.

10. Stimmungsschwankungen und geistige Umnachtung:

Reizbarkeit und Verwirrung: Leberstress kann das geistige Wohlbefinden beeinträchtigen und zu Stimmungsschwankungen, Reizbarkeit und einem Gefühl der geistigen Umnachtung führen. Die Rolle der Leber bei der Entgiftung beeinflusst die Gehirnfunktion, und ein Ungleichgewicht kann sich in kognitiven und emotionalen Verschiebungen äußern.

Konzentrationsschwierigkeiten: Es können Konzentrationsschwierigkeiten, Vergesslichkeit oder ein allgemeines Gefühl geistiger Müdigkeit auftreten, was den komplizierten Zusammenhang zwischen der Gesundheit der Leber und der kognitiven Funktion unterstreicht.

11. Veränderungen der Urinfarbe:

Dunkler Urin: Dunkel gefärbter Urin, insbesondere wenn er stark oder ungewöhnlich riecht, kann auf eine Leberbelastung hinweisen. Dies kann auf einen Überschuss an Bilirubin hindeuten, das über den Urin ausgeschieden wird.

Häufiges Urinieren: Veränderungen der Häufigkeit des Wasserlassens oder des Harndrangs, insbesondere wenn sie nicht mit anderen Faktoren wie Flüssigkeitszufuhr oder Harnwegsinfektionen zusammenhängen, können als potenzieller Indikator gewertet werden.

Wenn man diese Anzeichen von Leberstress versteht und beachtet, kann man die Gesundheit der Leber in den Vordergrund stellen. Eine frühzeitige Erkennung ermöglicht proaktive Maßnahmen, einschließlich Anpassungen des Lebensstils, Ernährungsumstellungen und, falls erforderlich, die Konsultation von medizinischem Fachpersonal, um potenzielle Probleme anzugehen und zu lindern. Regelmäßige Selbsterkenntnis und ein proaktiver Ansatz bei der Leberpflege tragen zum allgemeinen Wohlbefinden und zur Langlebigkeit bei.

Maßgeschneiderte Entgiftung für Ihren Lebensstil

Entgiftung ist keine Einheitslösung, sondern ein nuancierter Prozess, der auf den individuellen Lebensstil, die Vorlieben und die Gesundheitsziele zugeschnitten werden kann. Eine individuelle Herangehensweise an die Entgiftung erhöht nicht nur ihre Wirksamkeit, sondern sorgt auch für Nachhaltigkeit, indem sie sich nahtlos in den Rhythmus des täglichen Lebens einfügt.

1. **Bewertung Ihres Zeitplans:**

- **Tägliche Verpflichtungen:** Berücksichtigen Sie Ihre täglichen Verpflichtungen, Arbeitszeiten und persönlichen Verpflichtungen. Ein realistischer Entgiftungsplan berücksichtigt Ihren Zeitplan und stellt sicher, dass die Umstellung der Ernährung und des Lebensstils im Rahmen Ihres Tagesablaufs machbar ist.
- **Zeit für die Zubereitung der Mahlzeiten:** Prüfen Sie, wie viel Zeit Sie für die Zubereitung der Mahlzeiten aufwenden können. Entscheiden Sie sich für Entgiftungsrezepte, die Ihren kulinarischen Fähigkeiten entsprechen und bequem in Ihre tägliche Kochroutine passen.

2. **Kulinarische Vorlieben erkennen:**

- **Ernährungspräferenzen:** Passen Sie Ihren Entgiftungsplan an Ihre Ernährungsvorlieben an. Ganz gleich, ob Sie ein Fan von leckeren Salaten, herzhaften Suppen oder verschiedenen kulturellen Küchen sind, es gibt für jeden Gaumen entgiftungsfreundliche Optionen.
- **Kulturelle Einflüsse:** Erwägen Sie, Entgiftungsrezepte einzubauen, die von Ihrem kulturellen Hintergrund beeinflusst sind. Dies verleiht nicht nur eine persönliche Note, sondern sorgt auch dafür, dass der Entgiftungsplan Ihren Geschmacksvorlieben entspricht.

3. **Soziale Interaktionen anpassen:**

- **Gesellschaftliche Ereignisse:** Tragen Sie anstehende gesellschaftliche Ereignisse und Zusammenkünfte in Ihren Kalender ein. Ändern Sie Ihren Entgiftungsplan, um diesen Anlässen Rechnung zu tragen, damit Sie flexibel sind, ohne die allgemeinen Entgiftungsziele zu gefährden.

- **Kommunikation:** Informieren Sie Freunde und Familie über Ihre Entgiftungsreise, um Verständnis zu wecken und möglicherweise Unterstützung zu gewinnen. Dieser proaktive Ansatz minimiert den sozialen Druck und fördert ein positives Umfeld.

4. Körperliche Aktivität anpassen:

- **Sportliche Routine:** Beurteilen Sie Ihr derzeitiges Trainingsprogramm und passen Sie es an, um Ihre Entgiftungsreise zu ergänzen. Egal, ob Sie Yoga, zügige Spaziergänge oder ein intensiveres Training einplanen, passen Sie Ihre körperliche Aktivität an Ihr Energieniveau und Ihre Vorlieben an.
- **Geistig-körperliche Praktiken:** Integrieren Sie geistig-körperliche Praktiken wie Meditation oder tiefe Atemübungen in Ihre Routine. Diese Praktiken unterstützen nicht nur die Entgiftung, sondern tragen auch zum Stressabbau und allgemeinen Wohlbefinden bei.

5. Ausgleich der Entgiftungsintensität:

- **Dauer der Entgiftung:** Passen Sie die Dauer Ihrer Entgiftung an Ihr Wohlbefinden und Ihre gesundheitlichen Ziele an. Eine kürzere, intensivere Entgiftung kann für diejenigen geeignet sein, die einen schnellen Neustart suchen, während ein längerer, schrittweiser Ansatz für nachhaltige Veränderungen vorzuziehen ist.
- **Allmähliche Übergänge:** Ziehen Sie in Erwägung, schrittweise Übergänge in Ihren Entgiftungsplan einzubauen. Allmähliche Umstellungen der Ernährungsgewohnheiten und des Lebensstils sind oft nachhaltiger und lassen sich leichter nahtlos in Ihren Alltag integrieren.

6. Hydratisiert bleiben:

- **Ziele für die Flüssigkeitszufuhr:** Passen Sie Ihre Ziele für die Flüssigkeitszufuhr an die Bedürfnisse Ihres Körpers an. Berücksichtigen Sie Faktoren wie Klima, Aktivitätsniveau und individuelle Vorlieben, wenn Sie die Menge an Wasser oder entgiftenden Getränken bestimmen, die Sie täglich zu sich nehmen.
- **Optionen für infundiertes Wasser:** Gestalten Sie Ihre Trinkroutine individuell, indem Sie mit Wasseraufgüssen experimentieren. Das Hinzufügen von Früchten, Kräutern oder Gurken zu Ihrem Wasser verbessert nicht nur den Geschmack, sondern bietet auch zusätzliche Entgiftungsvorteile.

7. Achtsame Essenspraktiken:

- **Intuitives Essen:** Machen Sie sich achtsame und intuitive Essgewohnheiten zu eigen. Hören Sie auf die Signale Ihres Körpers, genießen Sie jeden Bissen und achten Sie auf Ihr

Hunger- und Sättigungsgefühl. Dieser personalisierte Ansatz fördert eine positive Beziehung zum Essen.

- **Individuelle Ernährungsbedürfnisse:** Passen Sie Ihren Entgiftungsplan an Ihre speziellen Ernährungsbedürfnisse oder -einschränkungen an. Ob Sie sich vegetarisch, vegan oder glutenfrei ernähren, es gibt verschiedene Entgiftungsoptionen, die Ihren individuellen Anforderungen entsprechen.

8. Integration der Selbstfürsorge:

- **Stressbewältigung:** Stressmanagement ist ein wichtiger Aspekt Ihrer Entgiftungsreise. Legen Sie sich Praktiken zur Selbstfürsorge zu, die Ihnen gut tun, wie z. B. warme Bäder, Achtsamkeitsübungen oder entspannende Hobbys.
- **Angemessener Schlaf:** Achten Sie auf Ihre Schlafgewohnheiten und stellen Sie sicher, dass Ihr Entgiftungsplan ausreichenden, erholsamen Schlaf fördert. Qualitativ hochwertiger Schlaf ist für die natürlichen Entgiftungsprozesse des Körpers unerlässlich.

9. Überwachung der Fortschritte:

- **Regelmäßige Kontrollbesuche:** Planen Sie regelmäßige Kontrolltermine ein, um Ihre Fortschritte zu bewerten und bei Bedarf Anpassungen vorzunehmen. Dieser proaktive Ansatz ermöglicht Ihnen eine Feinabstimmung Ihres Entgiftungsplans, je nachdem, wie Ihr Körper reagiert und wie er sich im Laufe der Reise entwickelt.
- **Tagebuch führen:** Führen Sie ein Entgiftungstagebuch, um Ihre Erfahrungen, Herausforderungen und Erfolge zu dokumentieren. Die persönliche Gestaltung dieser Aufzeichnungen ermöglicht eine Selbstreflexion und einen Einblick in die Faktoren, die zu Ihrem allgemeinen Wohlbefinden beitragen.

Indem Sie Ihre Entgiftung auf Ihren individuellen Lebensstil, Ihre Vorlieben und Ihre Gesundheitsziele abstimmen, machen Sie die Reise nicht nur angenehmer, sondern erhöhen auch die Wahrscheinlichkeit, dass Sie langfristig positive Gewohnheiten beibehalten. Die individuelle Anpassung ermöglicht es Ihnen, die Entgiftung als persönliches Wellness-Abenteuer zu betrachten, das sich nahtlos in Ihr tägliches Leben einfügt.

Einen ganzheitlichen Ansatz verfolgen

Die Entgiftung geht über eine bloße Ernährungsumstellung hinaus; sie ist eine ganzheitliche Reise, die Körper, Geist und Seele einbezieht. Ein ganzheitlicher Ansatz bei der Entgiftung zielt nicht nur auf das körperliche Wohlbefinden ab, sondern fördert auch geistige Klarheit, emotionales Gleichgewicht und ein tiefes Gefühl der Verbundenheit mit sich selbst und der Umwelt.

1. Achtsame Ernährung:

- **Bewusstes Essen:** Verlagern Sie Ihren Fokus von restriktiven Diäten auf bewusstes, achtsames Essen. Seien Sie während der Mahlzeiten präsent, genießen Sie jeden Bissen und schätzen Sie die Nährstoffe, die Ihnen vollwertige, nährstoffreiche Lebensmittel liefern.
- **Eine nährstoffreiche Auswahl:** Bevorzugen Sie nährstoffreiche Lebensmittel, die ein breites Spektrum an Obst, Gemüse, Vollkornprodukten und mageren Proteinen enthalten. Dieser ganzheitliche Ernährungsansatz gewährleistet eine umfassende Versorgung mit wichtigen Vitaminen und Mineralstoffen.

2. Ganzheitliche Hydratation:

- **Hydratisierende Rituale:** Erhöhen Sie die Flüssigkeitszufuhr zu einem ganzheitlichen Ritual, indem Sie Wasser mit Kräutern, Früchten oder sogar einer Prise Achtsamkeit anreichern. Betrachten Sie die Flüssigkeitszufuhr als einen pflegenden Akt, der nicht nur die körperliche Entgiftung, sondern auch das allgemeine Wohlbefinden von Geist und Körper unterstützt.
- **Kräutertees und Aufgüsse:** Entdecken Sie die Vorteile von Kräutertees und Aufgüssen, die mit Ihren ganzheitlichen Zielen übereinstimmen. Tees wie Kamille, Löwenzahn oder Ingwer können sowohl zur Flüssigkeitszufuhr als auch zum ganzheitlichen Wohlbefinden beitragen.

3. Geist-Körper-Verbindung:

- **Yoga und Meditation:** Pflegen Sie die Verbindung zwischen Geist und Körper durch Praktiken wie Yoga und Meditation. Diese ganzheitlichen Disziplinen fördern nicht nur die körperliche Flexibilität, sondern auch geistige Klarheit, emotionale Ausgeglichenheit und einen Sinn für inneren Frieden.
- **Atemarbeit:** Integrieren Sie bewusste Atemarbeit in Ihre tägliche Routine. Tiefes, bewusstes Atmen unterstützt die natürlichen Entgiftungsprozesse des Körpers und dient als wirkungsvolles Mittel zum Stressabbau.

4. Ganzheitliche Selbstfürsorge:

- **Natürliche Schönheitsroutinen:** Erweitern Sie die Entgiftungserfahrung auf Ihre Hautpflege- und Schönheitsroutinen. Verwenden Sie natürliche, schadstofffreie Produkte, die die Haut nähren und ein ganzheitliches Wohlbefinden fördern.
- **Erholsamer Schlaf:** Legen Sie Wert auf erholsamen Schlaf als integralen Bestandteil einer ganzheitlichen Selbstfürsorge. Schaffen Sie einen Schlafplatz, der frei von elektronischen Ablenkungen ist, um eine tiefe und verjüngende Erholung zu ermöglichen.

5. Umweltbewußtsein:

- **Reduzierung von Umweltgiften:** Erweitern Sie Ihre Entgiftung über die persönlichen Gewohnheiten hinaus auf das Umweltbewusstsein. Erwägen Sie, die Belastung durch Haushaltsgifte zu reduzieren, umweltfreundliche Praktiken zu übernehmen und sich mit der Natur zu verbinden, um ein ganzheitliches Wohlbefinden zu fördern.
- **Grünes Wohnen:** Beleben Sie Ihre Wohnräume mit Grünzeug. Zimmerpflanzen verbessern nicht nur die Luftqualität in Innenräumen, sondern tragen auch zu einem ganzheitlichen Gefühl der Verbundenheit mit der Natur bei.

6. Achtsame Bewegung:

- **Spaziergänge in der Natur und Aktivitäten im Freien:** Bewegen Sie sich achtsam durch Aktivitäten wie Spaziergänge in der Natur oder Übungen im Freien. Die Synergie von Bewegung und Natur steigert sowohl das körperliche als auch das geistige Wohlbefinden.
- **Vielfältige Übungsmodalitäten:** Erforschen Sie verschiedene Bewegungsarten, die mit Ihren ganzheitlichen Zielen übereinstimmen. Von Tanz bis Tai Chi - wählen Sie Aktivitäten, die Freude, Flexibilität und allgemeine Vitalität fördern.

7. Digitale Entgiftung:

- **Ausstecken und neu verbinden:** Führen Sie regelmäßig digitale Entgiftungen durch. Trennen Sie sich von elektronischen Geräten, um sich wieder mit dem gegenwärtigen Moment zu verbinden und einen ganzheitlichen Ansatz zu fördern, der das geistige Wohlbefinden in den Vordergrund stellt.
- **Achtsamer Umgang mit Technologie:** Praktizieren Sie einen achtsamen Umgang mit Technologie, indem Sie die Bildschirmzeit begrenzen. Dieser ganzheitliche Ansatz hilft, ein gesundes Gleichgewicht zwischen der digitalen Welt und der gegenwärtigen Realität zu wahren.

8. Ganzheitliche Reflexion und Journaling:

- **Reflektierende Praktiken:** Machen Sie sich die ganzheitliche Reflexion zu eigen, indem Sie Tagebuch führen, sich mit sich selbst beschäftigen oder Achtsamkeitsübungen machen. Diese Praktiken verbessern die Selbstwahrnehmung und tragen zu einem ganzheitlichen Verständnis Ihrer Reise bei.
- **Dankbarkeits-Tagebuch:** Führen Sie ein Dankbarkeitstagebuch, um die ganzheitlichen Vorteile Ihrer Entgiftungsreise anzuerkennen und zu würdigen. Das Ausdrücken von Dankbarkeit fördert eine positive Denkweise und vertieft die ganzheitliche Verbindung mit dem Leben.

9. Soziales und emotionales Wohlergehen:

- **Pflegende Beziehungen:** Legen Sie Wert auf ganzheitliches Wohlbefinden in Ihren Beziehungen. Umgeben Sie sich mit Menschen, die Sie auf Ihrem Weg unterstützen, und fördern Sie ein positives und emotional nährendes soziales Umfeld.
- **Emotionale Entgiftung:** Führen Sie emotionale Entgiftungsübungen durch, z. B. Tagebuch schreiben oder die Unterstützung eines Beraters oder Therapeuten suchen. Ganzheitliches Wohlbefinden bedeutet auch, die emotionalen Aspekte Ihrer Reise anzuerkennen und anzugehen.

10. Lebenslanges Lernen und Wachstum:

Neugierde und Erkundung: Machen Sie sich eine Haltung des lebenslangen Lernens zu eigen. Pflegen Sie Ihre Neugier, erforschen Sie neue Interessen und beteiligen Sie sich an Aktivitäten, die zum intellektuellen, emotionalen und geistigen Wachstum beitragen.

Ganzheitliche Wachstumspraktiken: Ob es sich um das Erlernen einer neuen Fähigkeit, das Erforschen künstlerischer Ausdrucksformen oder das Eintauchen in spirituelle Praktiken handelt, ganzheitliches Wachstum trägt zu einem abgerundeten und erfüllten Leben bei.

Ein ganzheitlicher Ansatz zur Entgiftung geht über den physischen Bereich hinaus und lädt zu einem tiefgreifenden Wandel hin zu umfassendem Wohlbefinden ein. Durch das Zusammenspiel von achtsamer Ernährung, ganzheitlicher Flüssigkeitszufuhr, Körper-Geist-Praktiken und einer bewussten Verbindung mit der Umwelt begeben Sie sich auf eine Reise, die jede Facette Ihres Wesens nährt. Dieser ganzheitliche Ansatz ist ein Fest des Lebens und lädt Sie dazu ein, in Harmonie mit sich selbst und der Welt um Sie herum zu gedeihen.

Kapitel 2
Die Wissenschaft hinter der Leberentgiftung

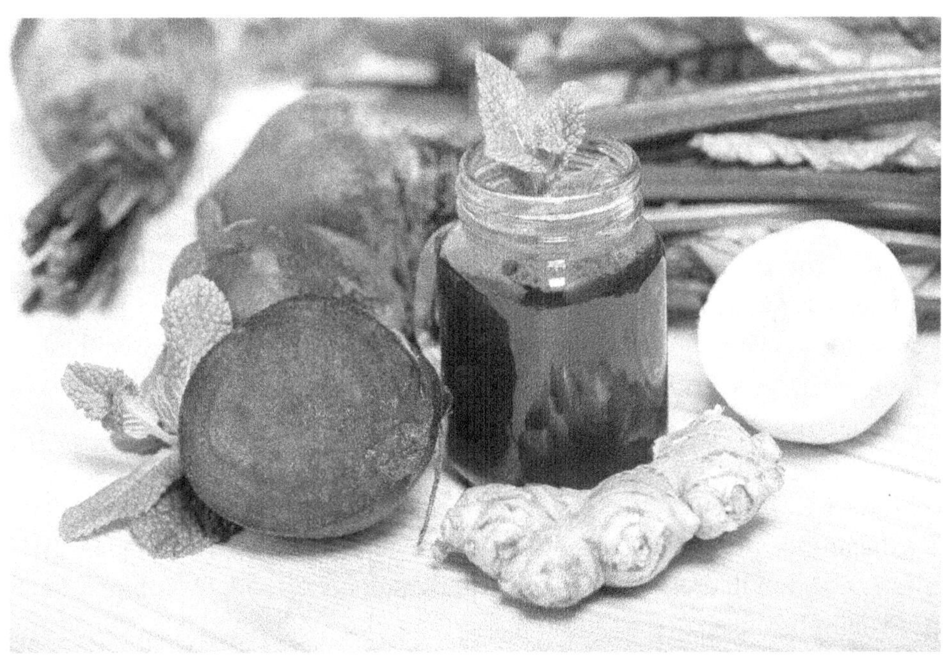

Wie die Leber entgiftet

Die Leber, ein unbesungener Held im Orchester der Körperfunktionen, vollbringt jeden Tag eine außergewöhnliche Leistung - die Entgiftung. Dieser komplexe Prozess umfasst eine Sinfonie biochemischer Reaktionen, enzymatischer Kaskaden und physiologischer Mechanismen, die den Körper vor dem ständigen Ansturm von Giftstoffen schützen. Begeben wir uns auf eine Reise durch die Feinheiten, mit denen die Leber diesen bemerkenswerten Entgiftungsreigen vollführt.

1. Phase I Entgiftung: Cytochrom-P450-Enzyme

- **Aktivierung von Enzymen:** Die Entgiftung der Phase I beginnt mit der Aktivierung der Cytochrom-P450-Enzyme, einer vielfältigen Familie von Proteinen, die sich in den Leberzellen befinden. Diese Enzyme wirken wie eine molekulare Schere und leiten den Abbau verschiedener Gifte, Medikamente und Chemikalien ein.
- **Oxidationsreaktionen:** Durch Oxidationsreaktionen verändern diese Enzyme die chemische Struktur von Stoffen, so dass sie leichter weiterverarbeitet werden können. Ziel ist es, potenziell schädliche Verbindungen in Zwischenprodukte umzuwandeln, die in den nachfolgenden Entgiftungsphasen leichter verarbeitet werden können.

- **Bildung von reaktiven Zwischenprodukten:** Während einige Stoffe in Phase I weniger toxisch werden, können andere reaktive Zwischenprodukte bilden, die vorübergehend stärkere Toxine sind. Dieser paradoxe Aspekt unterstreicht die Bedeutung der nachfolgenden Phasen für die Neutralisierung dieser Zwischenprodukte.

2. Phase II Entgiftung: Konjugationsreaktionen

- **Konjugation mit wasserlöslichen Molekülen:** In Phase II werden die umgewandelten Substanzen aus Phase I Konjugationsreaktionen unterzogen. Dabei werden wasserlösliche Moleküle, wie Glutathion, Sulfat oder Aminosäuren, an die reaktiven Zwischenprodukte angehängt. Durch diese Konjugation werden die Moleküle weniger toxisch und sind leichter ausscheidbar.
- **Bildung von konjugierten Verbindungen:** Das Ergebnis ist die Bildung konjugierter Verbindungen, die sehr gut wasserlöslich sind und ausgeschieden werden können. Diese Verbindungen sind entscheidend für die nachfolgenden Transport- und Ausscheidungsprozesse.
- **Enzymatische Vielfalt:** Verschiedene Enzyme, darunter Glutathion-S-Transferasen, UDP-Glucuronosyltransferasen und Sulfotransferasen, sind an den Phase-II-Reaktionen beteiligt. Die Vielfalt dieser Enzyme gewährleistet die effiziente Konjugation einer breiten Palette von Substanzen.

3. Produktion und Sekretion von Gallenflüssigkeit:

- **Galle als Entgiftungsmedium:** Die Leber, die bei den Verdauungsprozessen eine Schlüsselrolle spielt, produziert Gallenflüssigkeit, die Gallensalze, Cholesterin und Bilirubin enthält. Die Galle dient als Transportmittel, um entgiftete Substanzen aus der Leber zu befördern.
- **Gallengänge und Speicherung in der Gallenblase:** Die entgifteten Substanzen wandern durch winzige Gallengänge in der Leber und werden schließlich in der Gallenblase gespeichert. Während der Verdauung gibt die Gallenblase Gallenflüssigkeit in den Dünndarm ab, um die Aufnahme von Fetten und die Ausscheidung von Abfallstoffen zu erleichtern.
- **Enterohepatischer Kreislauf:** Ein Teil der entgifteten Substanzen kann im Darm resorbiert und in einem als enterohepatischer Kreislauf bezeichneten Prozess zur Leber zurückgeführt werden. Dieser komplizierte Kreislauf gewährleistet einen gründlichen Entgiftungsprozess.

4. Ausscheidung über die Nieren:

- **Nierenausscheidung:** Wasserlösliche entgiftete Stoffe gelangen nach den Reaktionen der Phase II in den Blutkreislauf und werden von den Nieren gefiltert. Diese Stoffe werden dann mit dem Urin ausgeschieden, wodurch der Entgiftungsprozess abgeschlossen wird.
- **Gleichgewicht von Flüssigkeit und Elektrolyten:** Die Nieren sorgen während des Ausscheidungsprozesses für ein empfindliches Gleichgewicht von Flüssigkeit und Elektrolyten. Diese Regulierungsfunktion ist wichtig, um die Anhäufung von Giftstoffen im Körper zu verhindern.
- **Nierenfiltrationsrate:** Die glomeruläre Filtrationsrate (GFR) spiegelt die Effizienz der Nierenausscheidung wider. Die Überwachung der GFR gibt Aufschluss über die Nierenfunktion und die allgemeine Wirksamkeit der Entgiftung.

5. Antioxidantien-Abwehr:

- **Die Rolle der Antioxidantien:** Bei Entgiftungsprozessen entstehen freie Radikale, die Zellschäden verursachen können. Die Leber verfügt über ein robustes antioxidatives Abwehrsystem, zu dem die Vitamine C und E sowie Enzyme wie Superoxiddismutase gehören, um diese freien Radikale zu neutralisieren.
- **Vorbeugung von oxidativem Stress:** Indem sie oxidativen Stress verhindern, schützen Antioxidantien die Leberzellen vor Schäden während der Entgiftungsphase. Dieser Schutzmechanismus gewährleistet die Langlebigkeit und Effizienz der Entgiftungsleistung der Leber.

6. Mikrobielle Unterstützung im Darm:

- **Der Beitrag der Darmmikrobiota:** Die Darmmikrobiota, die Billionen von Mikroorganismen umfasst, trägt ebenfalls zur Entgiftung bei. Bestimmte Bakterien im Dickdarm verstoffwechseln und neutralisieren Substanzen weiter und erhöhen so die Gesamteffizienz des Prozesses.
- **Die Rolle der Fermentation:** Die mikrobielle Fermentation im Dickdarm führt zur Produktion von kurzkettigen Fettsäuren, die zur Entgiftung bestimmter Stoffe beitragen. Diese symbiotische Beziehung unterstreicht die Verflechtung von Darmgesundheit und allgemeiner Entgiftung.

7. Zusammenspiel von Entgiftung und Hormonen:

- **Hormonelle Regulierung:** Die Entgiftung ist eng mit der Regulierung des Hormonhaushalts verbunden. Die Leber spielt eine Rolle bei der Verstoffwechselung von Hormonen und sorgt für ein empfindliches Gleichgewicht, das verschiedene physiologische Prozesse, einschließlich des Stoffwechsels und der reproduktiven Gesundheit, beeinflusst.

- **Entgiftung und hormonelle Ungleichgewichte:** Störungen in den Entgiftungswegen können zu hormonellen Ungleichgewichten beitragen, was die Notwendigkeit eines harmonischen Zusammenspiels zwischen Entgiftungsprozessen und hormoneller Regulierung unterstreicht.

Zusammenfassend lässt sich sagen, dass der Entgiftungsprozess der Leber ein Wunderwerk der biologischen Alchemie ist - ein akribisches Zusammenspiel von Enzymen, Reaktionen und physiologischen Bahnen, das eine Vielzahl von Substanzen umwandelt und ausscheidet. Diese Symphonie der Entgiftung sorgt dafür, dass der Körper angesichts der Herausforderungen der Umwelt widerstandsfähig bleibt, und trägt so zur allgemeinen Gesundheit und zum Wohlbefinden bei. Die Rolle der Leber in diesem komplizierten Tanz unterstreicht ihren Status als Meisterdirigent, der die komplexen Rhythmen der Entgiftung mit Präzision und Anmut orchestriert.

Nährstoffe für die Gesundheit der Leber

Die Leber, ein Kraftwerk des Stoffwechsels, benötigt eine Vielzahl von Nährstoffen, um ihre Widerstandsfähigkeit und Vitalität zu erhalten. Bei der Ernährung dieses lebenswichtigen Organs geht es nicht nur darum, schädliche Substanzen zu vermeiden, sondern auch darum, die Bausteine bereitzustellen, die es für eine optimale Funktion benötigt. Sehen wir uns die wesentlichen Nährstoffe an, die eine Schlüsselrolle bei der Förderung und Erhaltung der Lebergesundheit spielen.

1. Antioxidantien:

- **Vitamin C:** Als starkes Antioxidans hilft Vitamin C, freie Radikale zu neutralisieren, die während des Entgiftungsprozesses entstehen. Zitrusfrüchte, Erdbeeren und Paprika sind reichhaltige Quellen, die zum Schutz der Leber beitragen.
- **Vitamin E:** Dieses fettlösliche Antioxidans schützt die Leberzellen vor oxidativen Schäden. Nehmen Sie Nüsse, Samen und Spinat zu sich, um einen ausgewogenen Anteil an Vitamin E in Ihrer Ernährung zu gewährleisten.

2. B-Vitamine:

- **B6, B12 und Folat:** Diese B-Vitamine unterstützen die Methylierungsprozesse in der Leber, die für die Entgiftung wichtig sind. Lebensmittel wie Blattgemüse, Geflügel und Hülsenfrüchte liefern diese Nährstoffe und tragen so zur allgemeinen Leberfunktion bei.

- **Bzwei (Riboflavin):** Riboflavin unterstützt den Stoffwechsel von Fetten in der Leber. Milchprodukte, mageres Fleisch und angereicherte Cerealien sind ausgezeichnete B2-Quellen.

3. Mineralien:

- **Selen:** Selen, ein Spurenelement mit starken antioxidativen Eigenschaften, unterstützt die Leber bei der Entgiftung bestimmter Chemikalien. Paranüsse, Fisch und Sonnenblumenkerne sind reichhaltige Quellen für Selen.
- **Zink:** Dieser Mineralstoff spielt eine Rolle bei der Synthese von Proteinen und unterstützt das Immunsystem. Nehmen Sie mageres Fleisch, Samen und Linsen zu sich, um eine ausreichende Zinkzufuhr zu gewährleisten.

4. Aminosäuren:

- **Glutamin:** Glutamin ist eine für die Gesundheit der Leber wichtige Aminosäure, die die Entgiftungswege unterstützt und zur Aufrechterhaltung der Integrität der Leberzellen beiträgt. Lebensmittel wie Rindfleisch, Huhn und Milchprodukte liefern eine gute Versorgung.
- **Cystein:** Cystein ist eine Vorstufe von Glutathion, einem starken Antioxidans, das an der Entgiftung beteiligt ist. Nehmen Sie Quellen wie Eier, Geflügel und Milchprodukte auf, um eine ausgewogene Cysteinzufuhr zu gewährleisten.

5. Omega-drei-Fettsäuren:

- **Fetter Fisch:** Fisch, der reich an Omega-3-Fettsäuren ist, wie Lachs, Makrele und Sardinen, unterstützt entzündungshemmende Prozesse in der Leber. Diese gesunden Fette tragen auch zur allgemeinen kardiovaskulären Gesundheit bei.
- **Leinsamen und Walnüsse:** Vegetarische Quellen wie Leinsamen und Walnüsse sind ausgezeichnete Alternativen, um Omega-3-Fettsäuren zu erhalten, die die Leberfunktion unterstützen und Entzündungen reduzieren.

6. Phytonährstoffe:

- **Kurkuma:** Curcumin, der Wirkstoff in Kurkuma, hat starke entzündungshemmende und antioxidative Eigenschaften und unterstützt die Gesundheit der Leber. Nehmen Sie Kurkuma über Currys, Tees oder Nahrungsergänzungsmittel in Ihre Ernährung auf.
- **Grüner Tee:** Die Catechine in grünem Tee werden mit einer verbesserten Leberfunktion und einem besseren Fettstoffwechsel in Verbindung gebracht. Der regelmäßige Genuss von grünem Tee kann eine schmackhafte Möglichkeit sein, die Leber zu unterstützen.

7. Cholin:

- **Eigelb:** Cholin ist wichtig für den Fettstoffwechsel in der Leber, und Eigelb ist eine reichhaltige Quelle. Der Verzehr von Eiern in Maßen kann die Gesundheit der Leber fördern.
- **Rosenkohl:** Gemüse wie Rosenkohl enthält auch Cholin, das die Leberfunktion unterstützt und zur allgemeinen Gesundheit beiträgt.

8. Fasergehalt:

- **Vollkorn:** Ballaststoffe fördern die Verdauung und helfen, Giftstoffe aus dem Körper zu entfernen. Vollkornprodukte wie Hafer, brauner Reis und Quinoa liefern eine gute Dosis an Ballaststoffen, die die Gesundheit der Verdauung unterstützen und indirekt der Leber zugute kommen.
- **Hülsenfrüchte und Bohnen:** Bohnen und Hülsenfrüchte, wie z. B. Linsen und Kichererbsen, sind ausgezeichnete Ballaststoffquellen. Ihre Einbeziehung in die Mahlzeiten fördert die Sättigung und unterstützt die allgemeine Verdauungsfunktion.

9. Probiotika:

- **Joghurt und fermentierte Lebensmittel:** Probiotika fördern ein gesundes Darmmikrobiom und kommen damit indirekt der Leber zugute. Joghurt, Kefir, Sauerkraut und Kimchi sind schmackhafte Quellen für Probiotika.
- **Kombucha:** Dieser fermentierte Tee ist eine weitere angenehme Möglichkeit, Probiotika in die Ernährung einzubringen, die zu einem ausgewogenen und unterstützenden Darmmilieu beitragen.

10. Wasser:

- **Flüssigkeitszufuhr:** Wasser ist zwar kein Nährstoff im eigentlichen Sinne, aber für eine optimale Leberfunktion von grundlegender Bedeutung. Eine ausreichende Flüssigkeitszufuhr unterstützt die Entgiftungsprozesse und gewährleistet eine effiziente Ausscheidung von Abfallprodukten.
- **Zitronenwasser:** Ein Spritzer Zitrone im Wasser verbessert nicht nur den Geschmack, sondern liefert auch eine Dosis Vitamin C, die die Gesundheit der Leber weiter unterstützt.

Eine abwechslungsreiche und ausgewogene Ernährung, die diese wichtigen Nährstoffe enthält, ist der Schlüssel zur Förderung und Erhaltung einer optimalen Lebergesundheit. Der Verzehr von buntem Obst, Gemüse, magerem Eiweiß und Vollkornprodukten gibt der Leber die Mittel an die Hand, die sie braucht, um ihre unzähligen Aufgaben effektiv zu erfüllen. Denken Sie daran, dass eine gut ernährte Leber ein widerstandsfähiger Wächter ist, der fleißig daran arbeitet, die innere Harmonie des Körpers aufrechtzuerhalten.

Lebensstilfaktoren und Leberfunktion

Die Leber, ein unverwüstlicher Hüter unseres Wohlbefindens, wird durch die Wahl des Lebensstils stark beeinflusst. Von den Ernährungsgewohnheiten bis hin zu körperlicher Aktivität und Stressbewältigung spielen verschiedene Faktoren eine entscheidende Rolle bei der Unterstützung oder Beeinträchtigung der komplizierten Funktionen der Leber. Lassen Sie uns untersuchen, wie Lebensstilentscheidungen entweder zur Harmonie beitragen oder dieses lebenswichtige Organ belasten können.

1. **Nährstoffreiche Ernährung:**

- **Harmonie:** Der Verzehr einer nährstoffreichen Ernährung mit viel Obst, Gemüse, magerem Eiweiß und Vollkornprodukten unterstützt die optimale Funktion der Leber. Diese Lebensmittel liefern wichtige Vitamine, Mineralien und Antioxidantien, die für die Entgiftung und das allgemeine Wohlbefinden notwendig sind.
- **Überlastung:** Eine Ernährung mit einem hohen Anteil an verarbeiteten Lebensmitteln, gesättigten Fetten und übermäßigem Zucker kann die Leber belasten. Der übermäßige Verzehr von verarbeiteten Lebensmitteln kann zu einer Fettlebererkrankung beitragen und die Fähigkeit der Leber, Nährstoffe effizient zu verarbeiten, beeinträchtigen.

2. **Hydratation:**

- **Harmonie:** Eine ausreichende Flüssigkeitszufuhr ist für die Leberfunktion von entscheidender Bedeutung. Wasser hilft bei der Ausscheidung von Giftstoffen und sorgt dafür, dass die Galle für die Verdauung richtig fließt. Die Flüssigkeitszufuhr unterstützt das allgemeine Wohlbefinden und trägt zu einem harmonischen inneren Milieu bei.
- **Anstrengung:** Eine unzureichende Wasseraufnahme kann zu einer Dehydrierung führen, die die Fähigkeit der Leber beeinträchtigt, ihre Aufgaben effektiv zu erfüllen. Dehydrierung kann zu konzentrierter Galle führen, was möglicherweise zu Gallensteinen und Verdauungsstörungen führt.

3. **Alkoholkonsum:**

- **Harmonie:** Mäßiger Alkoholkonsum wird im Allgemeinen von vielen Menschen als akzeptabel angesehen. Ein übermäßiger und chronischer Alkoholkonsum kann jedoch die Leber belasten und zu Erkrankungen wie alkoholischer Fettleber, alkoholischer Hepatitis und Zirrhose führen.

- **Belastung:** Starker Alkoholkonsum überfordert die Fähigkeit der Leber, Ethanol zu verstoffwechseln. Diese Belastung kann zu Entzündungen, Narbenbildung und irreversiblen Schäden an den Leberzellen führen, wodurch die Fähigkeit der Leber, wichtige Funktionen zu erfüllen, beeinträchtigt wird.

4. Körperliche Aktivität:

- **Harmonie:** Regelmäßige Bewegung fördert die Durchblutung, hilft bei der Gewichtskontrolle und verbessert die allgemeine Stoffwechselgesundheit. Körperliche Aktivität trägt zu einem harmonischen Gleichgewicht bei und unterstützt die Leber bei ihren verschiedenen Funktionen, einschließlich der Entgiftung.
- **Anstrengung:** Eine sitzende Lebensweise kann zu Gewichtszunahme und Stoffwechselungleichgewichten beitragen und das Risiko einer nichtalkoholischen Fettlebererkrankung (NAFLD) erhöhen. Körperliche Inaktivität kann auch die allgemeine Durchblutung beeinträchtigen und sich negativ auf die Lebergesundheit auswirken.

5. Stressbewältigung:

- **Harmonie:** Wirksame Stressbewältigungstechniken wie Meditation, tiefes Atmen oder die Beschäftigung mit Hobbys tragen zu einem harmonischen inneren Umfeld bei. Chronischer Stress kann sich negativ auf die Leberfunktion auswirken, weshalb Stressabbau für das allgemeine Wohlbefinden entscheidend ist.
- **Anspannung:** Anhaltender Stress kann zur Ausschüttung von Stresshormonen und zu Entzündungen führen, die die Gesundheit der Leber beeinträchtigen. Chronischer Stress kann zu Erkrankungen wie der nichtalkoholischen Steatohepatitis (NASH) beitragen und bestehende Leberprobleme verschlimmern.

6. Schlafqualität:

- **Harmonie:** Ausreichender, hochwertiger Schlaf ist für die Gesundheit der Leber unerlässlich. Während des Schlafs wird der Körper repariert und regeneriert, was die Fähigkeit der Leber unterstützt, Entgiftungsprozesse effektiv durchzuführen.
- **Anspannung:** Schlafstörungen oder chronischer Schlafentzug können die natürlichen Rhythmen des Körpers stören und die Fähigkeit der Leber beeinträchtigen, optimal zu funktionieren. Dies kann zu einem Ungleichgewicht des Stoffwechsels und zu Problemen mit der Leber führen.

7. Tabakkonsum:

- **Harmonie:** Der Verzicht auf Tabakkonsum fördert die Gesundheit der Leber. Rauchen wird mit einem erhöhten Risiko für Lebererkrankungen, einschließlich des

Leberzellkarzinoms, in Verbindung gebracht. Ein tabakfreier Lebensstil fördert ein harmonisches inneres Umfeld.

- **Anstrengung:** Durch das Rauchen gelangen schädliche Chemikalien in den Körper, die oxidativen Stress und Entzündungen verstärken. Langfristiger Tabakkonsum wird mit verschiedenen Lebererkrankungen, einschließlich Leberkrebs, in Verbindung gebracht.

8. Körpergewichtsmanagement:

- **Harmonie:** Die Aufrechterhaltung eines gesunden Körpergewichts durch eine ausgewogene Ernährung und regelmäßige Bewegung unterstützt die Gesundheit der Leber. Übermäßiges Körpergewicht, insbesondere Bauchfett, ist ein Risikofaktor für Fettleberrerkrankungen und andere Stoffwechselkrankheiten.
- **Anstrengung:** Fettleibigkeit und Übergewicht können zu einer nichtalkoholischen Fettleberrerkrankung (NAFLD) führen. Die Ansammlung von Fett in der Leber kann zu schwereren Erkrankungen wie nichtalkoholischer Steatohepatitis (NASH) und Zirrhose führen.

9. Umweltgifte:

- **Harmonie:** Die Minimierung der Belastung durch Umweltgifte, wie Industriechemikalien und Schadstoffe, unterstützt die Gesundheit der Leber. Die Wahl von Bioprodukten und die Anwendung umweltfreundlicher Praktiken können zu einer saubereren inneren Umwelt beitragen.
- **Anstrengung:** Längerer Kontakt mit Umweltgiften kann die Entgiftungskapazität der Leber belasten. Diese Belastung kann zu einer Anhäufung von Schadstoffen in der Leber führen und ihre Funktion mit der Zeit beeinträchtigen.

Zusammenfassend lässt sich sagen, dass Lebensstilfaktoren einen großen Einfluss auf das empfindliche Gleichgewicht der Leberfunktionen haben. Gewohnheiten, die die Gesundheit der Leber fördern, wie eine ausgewogene Ernährung, regelmäßige Bewegung, Stressbewältigung und der Verzicht auf schädliche Substanzen, tragen zum allgemeinen Wohlbefinden bei. Umgekehrt können belastende Lebensgewohnheiten wie übermäßiger Alkoholkonsum, Bewegungsmangel und schlechte Ernährungsgewohnheiten die Widerstandsfähigkeit der Leber beeinträchtigen und zu verschiedenen leberbezogenen Erkrankungen führen. Das Streben nach einem Lebensstil, der mit den komplizierten Prozessen der Leber in Einklang steht, ist eine Investition in langfristige Gesundheit und Vitalität.

Mythen und Fakten zur Entgiftung

Entgiftung ist zu einem Schlagwort im Bereich Gesundheit und Wellness geworden, das oft von verschiedenen Mythen und falschen Vorstellungen umgeben ist. Lassen Sie uns auf eine Reise gehen, um die Wahrheit hinter den gängigen Entgiftungsvorstellungen zu enträtseln und die Fakten von der Fiktion zu trennen, um Sie auf einen Pfad informierter und effektiver Wellness-Praktiken zu führen.

Mythos 1: Entgiftungsdiäten beseitigen Giftstoffe schnell

- **Tatsache:** Entgiftungsdiäten können zur allgemeinen Gesundheit beitragen, aber die Vorstellung, dass sie Giftstoffe schnell beseitigen, ist ein Mythos. Die natürlichen Entgiftungsprozesse des Körpers sind kontinuierlich und effizient. Eine ausgewogene, nährstoffreiche Ernährung und keine extremen Entgiftungskuren unterstützen diese Prozesse wirksam.

Mythos 2: Entsaften allein ist ausreichend für die Entgiftung

- **Tatsache:** Frische Säfte können zwar wichtige Nährstoffe liefern, aber wenn man sich über einen längeren Zeitraum ausschließlich auf Säfte verlässt, können wichtige Nahrungsbestandteile fehlen. Vollwertige Lebensmittel, einschließlich Ballaststoffen aus Obst und Gemüse, tragen zu einem umfassenden und nachhaltigen Entgiftungskonzept bei.

Mythos 3: Entgiftungsdiäten führen zu dauerhaftem Gewichtsverlust

- **Tatsache:** Entgiftungsdiäten können zu einem vorübergehenden Gewichtsverlust aufgrund von Wasser- und Glykogenabbau führen, aber dies ist kein nachhaltiger Fettabbau. Der Körper kann verlorenes Gewicht wiedergewinnen, sobald er wieder regelmäßig isst. Ein ausgewogener, langfristiger Ansatz in Bezug auf Ernährung und Bewegung ist der Schlüssel zu einer dauerhaften Gewichtskontrolle.

Mythos 4: Entgiftungen müssen mit Fasten verbunden sein

- **Tatsache:** Fasten ist ein Ansatz zur Entgiftung, aber nicht der einzige. Eine ausgewogene Ernährung mit Schwerpunkt auf nährstoffreichen Lebensmitteln unterstützt die natürlichen Entgiftungsprozesse des Körpers, ohne dass extremes Fasten erforderlich ist. Fasten sollte mit Bedacht und unter angemessener Anleitung durchgeführt werden.

Mythos 5: Für die Entgiftung sind teure Nahrungsergänzungsmittel erforderlich

- **Tatsache: Zur** Entgiftung sind keine teuren Nahrungsergänzungsmittel erforderlich. Vollwertige Lebensmittel, die reich an Antioxidantien, Vitaminen und Mineralien sind, können Entgiftungsprozesse wirksam unterstützen. Bestimmte Nahrungsergänzungsmittel können einen Entgiftungsplan zwar ergänzen, sind aber keine zwingende Voraussetzung fur eine erfolgreiche Entgiftung.

Mythos 6: Entgiftungen befreien den Körper von allen Giftstoffen

- **Tatsache:** Die Vorstellung, dass Entgiftungskuren den Körper von allen Giftstoffen befreien, ist ein Mythos. Die Entgiftung findet in erster Linie in der Leber, den Nieren und anderen Organen statt, aber sie beseitigt nicht jede Spur von Giftstoffen. Außerdem ist ein gewisses Maß an Belastung durch Umweltgifte unvermeidlich. Der Schwerpunkt sollte auf der Unterstützung der natürlichen Entgiftungsmechanismen des Körpers liegen.

Mythos 7: Entgiftungsfußbäder ziehen Giftstoffe aus dem Körper

- **Tatsache:** Entgiftungsfußbäder, die behaupten, dem Körper über die Füße Giftstoffe zu entziehen, sind wissenschaftlich nicht belegt. Die Farbveränderung des Wassers ist oft auf Rost von den Elektroden oder anderen Substanzen zurückzuführen, nicht auf freigesetzte Giftstoffe. Die Haut fungiert als Schutzbarriere, und Giftstoffe werden hauptsächlich von den inneren Organen verarbeitet.

Mythos 8: Entgiftung ist nur für die Gewichtsabnahme

- **Tatsache: Bei der** Entgiftung geht es nicht nur um Gewichtsabnahme. Auch wenn die Gewichtsreduzierung ein Nebenprodukt eines gesunden Entgiftungsplans sein kann, besteht das Hauptziel darin, die natürlichen Prozesse des Körpers zu unterstützen, das Energieniveau zu steigern und das allgemeine Wohlbefinden zu fördern.

Mythos 9: Stärkere Entgiftungssymptome sind ein Zeichen für Effektivität

- **Tatsache:** Schwere Entgiftungssymptome wie Kopfschmerzen oder Müdigkeit sind nicht unbedingt ein Hinweis auf die Wirksamkeit eines Entgiftungsplans. Es kann ein Zeichen für ein Ungleichgewicht oder eine unzureichende Ernährungsunterstützung sein. Bei einer gut durchdachten Entgiftung sollten Ernährung und schrittweise Änderungen des Lebensstils im Vordergrund stehen, um negative Auswirkungen zu minimieren.

Mythos 10: Entgiftung ist eine einmalige Lösung

- **Tatsache:** Entgiftung ist ein fortlaufender Prozess, keine einmalige Lösung. Die Annahme nachhaltiger, gesunder Gewohnheiten ist für ein langfristiges Wohlbefinden entscheidend. Konsequente Entscheidungen, wie eine ausgewogene Ernährung, regelmäßige Bewegung und Stressbewältigung, tragen zur kontinuierlichen Entgiftung des Körpers und zur allgemeinen Gesundheit bei.

Das Verständnis der Wahrheit hinter der Entgiftung räumt mit gängigen Mythen auf und befähigt den Einzelnen, fundierte Entscheidungen über seine Wellness-Reise zu treffen. Anstatt extremen und oft unrealistischen Entgiftungsversprechen zu erliegen, sollte man einen ausgewogenen, auf Vollwertkost basierenden Ansatz verfolgen und gesunde Lebensgewohnheiten einführen, um die Grundlage für dauerhaftes Wohlbefinden zu schaffen.

Der Zusammenhang zwischen Ernährung und Entgiftung

Die Verbindung zwischen Ernährung und Entgiftung ist eine tiefgreifende und komplizierte Beziehung, die die Fähigkeit des Körpers unterstreicht, Giftstoffe auszuscheiden und gleichzeitig wichtige Nährstoffe zu erhalten. Was wir essen, hat direkten Einfluss auf die Effizienz der Leber und anderer Entgiftungsorgane und bestimmt das empfindliche Gleichgewicht zwischen Ernährung und Ausscheidung. Lassen Sie uns die tiefgreifende Verbindung zwischen Ernährung und Entgiftung näher beleuchten.

1. Entscheidende Rolle der Leber:

- **Hauptquartier der Entgiftung:** Die Leber ist das wichtigste Organ für die Entgiftung des Körpers. Sie verarbeitet und neutralisiert Giftstoffe und wandelt sie in wasserlösliche Verbindungen um, die über den Urin oder die Galle ausgeschieden werden können.
- **Nährstoffverarbeitung:** Die Leber benötigt eine Reihe von Nährstoffen, darunter Vitamine, Mineralien und Aminosäuren, um die Entgiftung effektiv durchzuführen. Diese Nährstoffe dienen als Kofaktoren für die Enzyme, die an den verschiedenen Entgiftungswegen beteiligt sind.

2. Antioxidantienreiche Lebensmittel:

- **Neutralisierung freier Radikale:** Antioxidantien, die in Obst, Gemüse und Vollkornprodukten enthalten sind, spielen eine entscheidende Rolle bei der Entgiftung. Sie neutralisieren freie Radikale, die beim Abbau von Giftstoffen entstehen, und schützen die Zellen vor oxidativem Stress.
- **Vitamin C und E:** Zitrusfrüchte, Beeren und Blattgemüse sind reich an Vitamin C, Nüsse und Samen liefern Vitamin E. Diese Antioxidantien unterstützen die Leber bei ihren Entgiftungsprozessen.

3. Fasern für eine wirksame Beseitigung:

- **Verbesserung der Darmbewegungen:** Ballaststoffe, die reichlich in Obst, Gemüse und Vollkornprodukten enthalten sind, unterstützen die Regelmäßigkeit des Stuhlgangs. Eine effiziente Ausscheidung durch den Stuhlgang ist ein wichtiger Aspekt der Entgiftung, da sie die erneute Aufnahme von ausgeschiedenen Giftstoffen verhindert.

- **Bindung von Giftstoffen:** Lösliche Ballaststoffe binden Giftstoffe im Verdauungstrakt und erleichtern so deren Ausscheidung. Lebensmittel wie Äpfel, Karotten und Hülsenfrüchte tragen zu einer ballaststoffreichen Ernährung bei.

4. Hydratation und Entgiftung:

- **Giftstoffe verdünnen:** Eine ausreichende Flüssigkeitszufuhr ist für eine optimale Entgiftung unerlässlich. Wasser verdünnt die Giftstoffe im Körper, unterstützt ihre Ausscheidung über den Urin und fördert die allgemeine Nierenfunktion.
- **Vorteile von Zitronenwasser:** Die Zugabe von Zitrone zum Wasser liefert eine Dosis Vitamin C und verbessert den Geschmack. Der Zusatz von Zitrusfrüchten kann die Gallenproduktion in der Leber anregen und so die Verdauung und Entgiftung fördern.

5. Unterstützung der Methylierungsprozesse:

- **Methylierungswege:** Die Methylierung ist ein lebenswichtiger Entgiftungsprozess, bei dem an verschiedene Moleküle eine Methylgruppe angehängt wird. Nährstoffe wie B-Vitamine (B6, B12, Folsäure) sind für die Unterstützung der Methylierungswege entscheidend.
- **Grünes Blattgemüse und magere Proteine:** Blattgemüse und mageres Eiweiß, wie Fisch und Geflügel, liefern diese B-Vitamine und unterstützen die Methylierung und eine effiziente Entgiftung.

6. Essentielle Aminosäuren:

- **Eiweißreiche Lebensmittel:** Aminosäuren sind die Bausteine von Proteinen, und bestimmte Aminosäuren sind für die Entgiftung unerlässlich. Lebensmittel wie Eier, Milchprodukte und mageres Fleisch liefern essenzielle Aminosäuren wie Cystein und Glutamin.
- **Glutathion-Produktion:** Cystein ist eine Vorstufe von Glutathion, einem starken Antioxidans, das an der Entgiftung beteiligt ist. Eine cysteinreiche Ernahrung unterstützt die Produktion von Glutathion in der Leber.

7. Omega-3-Fettsäuren zur Bekämpfung von Entzündungen:

- **Entzündungshemmende Eigenschaften:** Omega-3-Fettsäuren, die in fettem Fisch, Leinsamen und Walnüssen enthalten sind, besitzen entzündungshemmende Eigenschaften. Chronische Entzündungen können Entgiftungsprozesse behindern, und Omega-3-Fettsäuren tragen zur Aufrechterhaltung einer ausgewogenen Entzündungsreaktion bei.

- **Vorteile von fettem Fisch:** Fettfische wie Lachs und Makrele liefern nicht nur Omega-3-Fettsäuren, sondern tragen auch zur allgemeinen kardiovaskulären Gesundheit bei und unterstützen indirekt die Leberfunktion.

8. Begrenzung von verarbeiteten Lebensmitteln und Zusatzstoffen:

- **Verringerung der toxischen Belastung:** Verarbeitete Lebensmittel enthalten oft Zusatzstoffe, Konservierungsmittel und künstliche Farbstoffe, die zur toxischen Belastung des Körpers beitragen. Die Minimierung der Aufnahme dieser Stoffe reduziert die Belastung der Leber und unterstützt eine effiziente Entgiftung.
- **Auswahl vollwertiger Lebensmittel:** Die Wahl vollwertiger, unverarbeiteter Lebensmittel gewährleistet eine reinere Nährstoffquelle und minimiert die Belastung durch potenziell schädliche Zusatzstoffe.

9. Kräuter und Gewürze mit entgiftender Wirkung:

- **Kurkuma und Ingwer:** Kurkuma, mit seinem Wirkstoff Curcumin, und Ingwer besitzen entzündungshemmende und antioxidative Eigenschaften. Diese Gewürze unterstützen die Gesundheit der Leber und die Entgiftung.
- **Koriander und Petersilie:** Diese Kräuter enthalten Verbindungen, die bei der Ausscheidung von Schwermetallen aus dem Körper helfen können. Wenn man sie in Salate oder Smoothies gibt, gibt das einen geschmacklichen Entgiftungsschub.

10. Mäßigung des Alkohol- und Koffeinkonsums:

Die Auswirkungen von Alkohol: Übermäßiger Alkoholkonsum stellt eine erhebliche Belastung für die Leber dar und beeinträchtigt ihre Entgiftungsfähigkeit. Mäßigung oder Abstinenz unterstützt eine optimale Leberfunktion.

Koffein ausgleichen: Ein mäßiger Koffeinkonsum kann zwar antioxidative Wirkungen haben, aber ein übermäßiger Koffeinkonsum kann zu Dehydrierung führen. Ein Gleichgewicht zwischen Koffein und ausreichender Wasseraufnahme unterstützt sowohl die Hydratation als auch die Entgiftung.

Im Wesentlichen ist eine ausgewogene und nährstoffreiche Ernährung der Grundstein für eine wirksame Entgiftung. Indem sie die Leber mit den notwendigen Hilfsmitteln - Antioxidantien, Vitaminen, Mineralien, Aminosäuren und Ballaststoffen - versorgt, spielt die Auswahl der Nahrungsmittel eine entscheidende Rolle bei der Aufrechterhaltung des empfindlichen Gleichgewichts zwischen Ernährung und Entgiftung. Eine vielfältige Auswahl an vollwertigen Lebensmitteln und eine achtsame Ernährungsweise unterstützen nicht nur die allgemeine

Gesundheit, sondern stärken auch die körpereigene Fähigkeit, Giftstoffe auszuscheiden und sich zu entwickeln.

Kapitel 3
Leberfreundliches Essen: Ein praktischer Leitfaden

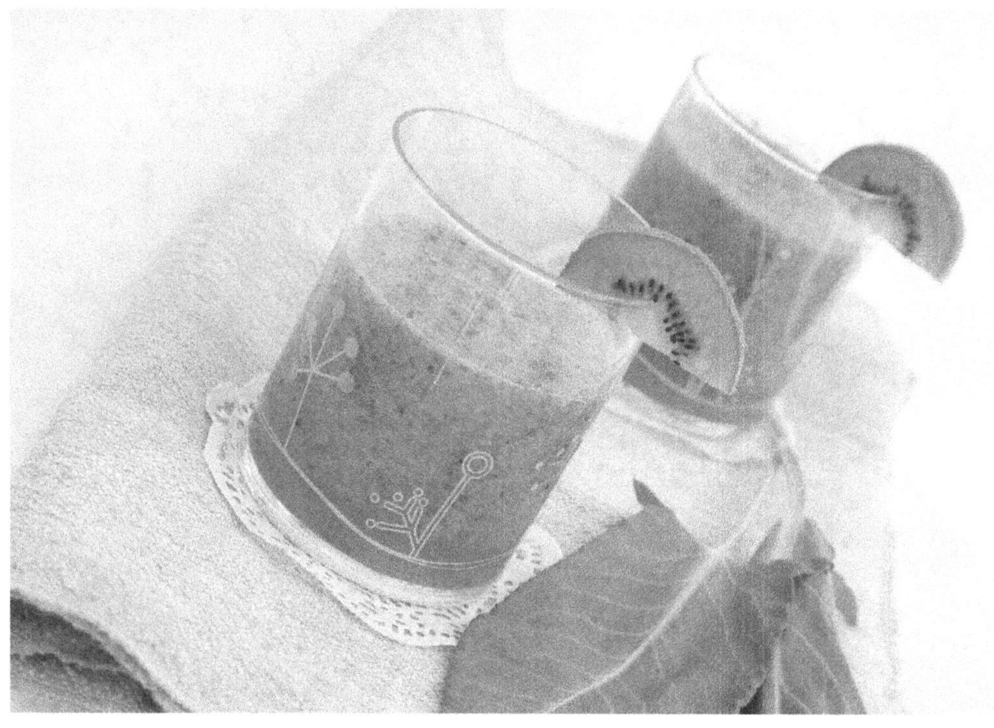

Einführung in die leberfreundlichen Lebensmittel

Bei der komplizierten Choreographie zur Erhaltung der allgemeinen Gesundheit kann die Bedeutung der Leber gar nicht hoch genug eingeschätzt werden. Dieses lebenswichtige Organ ist ein Meisterdirigent, der eine Symphonie von Stoffwechselprozessen und Entgiftung orchestriert. Um diesen unbesungenen Helden zu stärken und zu unterstützen, ist eine bewusste Integration leberfreundlicher Lebensmittel in unsere tägliche Ernährung unerlässlich. Lassen Sie uns in das Reich dieser Ernährungsverbündeten eintauchen und verstehen, wie sie mit den komplizierten Funktionen der Leber harmonieren.

1. Kreuzblütler-Gemüse:

- Diese grünen Champions, darunter Brokkoli und Rosenkohl, sind mit Glucosinolaten ausgestattet. Diese Verbindungen regen die Produktion von Enzymen an, die die verschlungenen Wege der Entgiftung steuern und die Leber bei der Neutralisierung von Schadstoffen unterstützen.

2. Grünes Blattgemüse:

- Spinat, Grünkohl und Mangold erweisen sich als treue Verbündete, nicht nur wegen ihres reichen Nährstoffprofils, sondern auch wegen ihres Chlorophyllgehalts. Chlorophyll, das grüne Pigment, ist ein starker Aktivposten bei der ständigen Aufgabe der Leber, Umweltgifte zu beseitigen.

3. Beeren:

- Die leuchtenden Farben von Heidelbeeren, Erdbeeren und Himbeeren bergen einen Schatz an Antioxidantien. Diese Verbindungen fungieren als Wächter, die die Leberzellen vor den Folgen von oxidativem Stress schützen und zur allgemeinen Widerstandsfähigkeit dieses lebenswichtigen Organs beitragen.

4. Fetter Fisch:

- Lachs, Makrele und Sardinen, die reich an Omega-3-Fettsäuren sind, werden zu Navigatoren in der entzündungshemmenden Strömung. Indem sie die Entzündung in der Leber verringern, fördern sie nicht nur die kardiovaskuläre Gesundheit, sondern stärken auch die Fähigkeit des Organs, seine unzähligen Funktionen zu erfüllen.

5. Kurkuma:

- Die goldene Essenz der Kurkuma, eingekapselt in Curcumin, erweist sich als heilender Balsam. Seine entzündungshemmenden und antioxidativen Eigenschaften bieten der Leber einen Schutzschild gegen Entzündungen und erleichtern die Entgiftungsprozesse.

6. Grüner Tee:

- Grüner Tee hat nicht nur eine beruhigende Wirkung, sondern enthält auch Catechine - potente Antioxidantien, die die Leberfunktion verbessern. Der regelmäßige Genuss dieses Elixiers wird zu einem Ritual, das die Leber vor dem Eindringen von Fettablagerungen stärkt.

7. Knoblauch:

- In den scharfen Knoblauchzehen steckt Allicin, ein schwefelhaltiges Kraftpaket, das für die Entgiftung wichtige Enzyme in Gang setzt. Knoblauch wird zu einem kulinarischen Verbündeten, der Gerichte in mehr als nur gastronomische Köstlichkeiten verwandelt.

8. Zitrusfrüchte:

- Orangen, Zitronen und Grapefruits, die die Frische von Vitamin C in sich tragen, regen die Produktion von Entgiftungsenzymen in der Leber an. Ihre pikante Präsenz verlockt nicht nur die Geschmacksknospen, sondern stärkt auch die Leber gegen den Ansturm der Giftstoffe.

9. Nüsse und Saaten:

- Mandeln, Walnüsse und Leinsamen entpuppen sich als bescheidene Wohltäter, die essenzielle Fettsäuren und Nährstoffe liefern, die sich in den Teppich der Lebergesundheit einweben. Sie werden nicht nur zu Snacks, sondern zu integralen Bestandteilen einer nährstoffreichen Ernährung.

10. Olivenöl: - Natives Olivenöl extra wird mit seinem goldenen Reichtum zu einem herzgesunden Elixier. Es ist reich an einfach ungesättigten Fettsäuren und Antioxidantien und schmeichelt nicht nur dem Gaumen, sondern unterstützt auch die Leber bei ihrer Suche nach Ausgewogenheit.

11. Avocado: - In der cremigen Umarmung der Avocado liegt ein nährstoffreiches Kraftpaket. Vollgepackt mit einfach ungesättigten Fettsäuren, Vitamin K und Folsäure, sind sie mehr als nur ein kulinarischer Genuss - sie werden zu Partnern im Tanz der allgemeinen Lebergesundheit.

Während wir die unzähligen Geschmacksrichtungen dieser leberfreundlichen Lebensmittel genießen, sollten wir sie nicht nur wegen ihres geschmacklichen Reizes schätzen, sondern auch wegen ihrer Rolle als Verbündete im komplexen System unseres Körpers. Jeder Bissen ist ein Beitrag zum Wohlbefinden unseres treuen Wächters - der Leber, die im Stillen die Symphonie unserer Gesundheit orchestriert.

Ausgewogene Detox-Mahlzeiten erstellen

Beim Streben nach Wellness steht oft das Konzept der Entgiftung im Mittelpunkt. Die Zubereitung ausgewogener Entgiftungsmahlzeiten wird zu einer kulinarischen Reise, die nicht nur den Gaumen erfreut, sondern auch die komplexen Systeme des Körpers mit Nährstoffen versorgt. Lassen Sie uns in die Kunst der Zubereitung von Mahlzeiten eintauchen, die Harmonie fördern und die natürlichen Entgiftungsprozesse des Körpers unterstützen.

1. Gründung von Fresh Produce:

- Beginnen Sie mit einem bunten Strauß an Obst und Gemüse. Diese ballaststoffreichen Wunderwerke voller Vitamine und Antioxidantien bilden den Grundstein für eine ausgewogene Detox-Mahlzeit. Ein breites Farbspektrum sorgt für eine Vielfalt an Nährstoffen.

2. Magere Proteine als Säulen:

- Bauen Sie Ihre Mahlzeit auf einer Grundlage aus mageren Proteinen auf - sei es Geflügel, Fisch, Hülsenfrüchte oder Tofu. Diese Quellen liefern essenzielle Aminosäuren, die die Zellfunktionen des Körpers unterstützen und zum komplizierten Tanz der Entgiftung beitragen.

3. Vollkorn für anhaltende Energie:

- Integrieren Sie Vollkornprodukte wie Quinoa, braunen Reis oder Hafer, um eine anhaltende Energiefreisetzung zu gewährleisten. Diese Körner liefern Ballaststoffe, die die Verdauung unterstützen und Energiespitzen verhindern, die das empfindliche Gleichgewicht der Entgiftungsprozesse stören können.

4. Entgiftende Kräuter und Gewürze einbeziehen:

- Peppen Sie Ihre kulinarischen Kreationen mit Kräutern und Gewürzen auf, die für ihre entgiftenden Eigenschaften bekannt sind. Kurkuma, Ingwer, Koriander und Petersilie sind nicht nur geschmacklich, sondern auch medizinisch wertvoll und unterstützen die komplizierten Prozesse der Leber.

5. Nehmen Sie gesunde Fette an:

- Enthalten Sie Quellen gesunder Fette, wie Avocados, Nüsse und Olivenöl. Diese Fette sorgen für Sättigung und tragen zur Aufnahme von fettlöslichen Vitaminen bei, die für das allgemeine Wohlbefinden wichtig sind.

6. Hydratisieren Sie mit Infusionen:

- Flüssigkeitszufuhr ist der unbesungene Held der Entgiftung. Geben Sie dem Wasser Zitrus-, Gurken- oder Minzscheiben bei, um es zu erfrischen. Eine gute Flüssigkeitszufuhr unterstützt die natürlichen Prozesse des Körpers zur Ausschwemmung von Giftstoffen.

7. Achtsame Portionskontrolle:

- Achten Sie beim Essen auf die Portionsgrößen. Die Ausgewogenheit der Bestandteile Ihrer Mahlzeit gewährleistet, dass Sie sich optimal ernähren, ohne das Verdauungs- und Entgiftungssystem des Körpers zu überfordern.

8. Bunte Salate für Abwechslung:

- Kreieren Sie lebendige Salate, indem Sie eine Vielzahl von Blattgemüse, farbenfrohen Gemüsesorten und mageren Proteinen kombinieren. Ein Regenbogen auf dem Teller erfreut nicht nur das Auge, sondern sorgt auch für ein breites Spektrum an Nährstoffen.

9. Süßes Verlangen natürlich stillen:

- Entscheiden Sie sich für natürlich süße Leckereien, wie frisches Obst oder Joghurt mit einem Spritzer Honig. Vermeiden Sie raffinierten Zucker und verarbeitete Süßigkeiten, um die Integrität Ihrer Entgiftungsmahlzeit zu erhalten.

10. Entgiftungstees einbauen: - Beenden Sie Ihre Mahlzeit mit einer Tasse entgiftenden Kräutertees. Optionen wie Löwenzahn-, Pfefferminz- oder grüner Tee können die Verdauung fördern und die Entgiftungsprozesse Ihres Körpers zusätzlich unterstützen.

11. Planen Sie mit Nährstoffvielfalt: - Planen Sie Mahlzeiten, die eine Vielzahl von Nährstoffen, einschließlich Vitaminen, Mineralien und Antioxidantien, enthalten. Die Vielfalt stellt sicher, dass Ihr Körper ein ganzes Spektrum an Nährstoffen erhält, was zu Ihrer allgemeinen Gesundheit und Vitalität beiträgt.

12. Experimentieren Sie mit pflanzlichen Proteinen: - Probieren Sie pflanzliche Proteinquellen wie Linsen, Bohnen oder Kichererbsen aus, um Ihre Mahlzeiten zu diversifizieren. Diese pflanzlichen Alternativen liefern Ballaststoffe und wichtige Nährstoffe.

Die Zubereitung von ausgewogenen Entgiftungsmahlzeiten ist ein kunstvolles Zusammenspiel von Aromen, Texturen und Nährstoffen. Jede Zutat trägt nicht nur zum kulinarischen Erlebnis bei, sondern auch zum komplizierten Ballett der Entgiftung im Körper. Wenn Sie sich auf diese kulinarische Reise begeben, genießen Sie den Prozess, sich selbst zu nähren - Geist, Körper und Seele.

Einbeziehung von entgiftenden Kräutern und Gewürzen

In der Gastronomie ist die Verwendung von entgiftenden Kräutern und Gewürzen nicht nur eine kulinarische Wahl, sondern eine bewusste Umarmung der potenten Heiler der Natur. Diese aromatischen Wunder heben nicht nur den Geschmack Ihrer Gerichte, sondern tragen auch zum komplizierten Tanz der Entgiftung in Ihrem Körper bei. Lassen Sie uns die Kunst erforschen, diese kulinarischen Alchemisten in Ihr tägliches Essen einzubauen.

1. Kurkuma:

- *Goldenes Elixier:* Der Wirkstoff Curcumin in Kurkuma besitzt entzündungshemmende und antioxidative Eigenschaften. Geben Sie dieses goldene Elixier in Currys, Suppen oder Reisgerichte, um die Gesundheit der Leber und die allgemeine Entgiftung zu unterstützen.

2. Ingwer:

- *Würze für die Verdauung:* Ingwer ist bekannt für seine verdauungsfördernden Eigenschaften und hilft, den Verdauungstrakt zu beruhigen. Reiben Sie frischen Ingwer in Tees, Pfannengerichte oder Smoothies, um nicht nur die Schärfe zu erhöhen, sondern auch die natürlichen Entgiftungsprozesse des Körpers zu unterstützen.

3. Koriander:

- *Schwermetall-Entgiftung:* Koriander ist ein Kraftpaket, das für seine Fähigkeit bekannt ist, Schwermetalle aus dem Körper zu entfernen. Streuen Sie frischen Koriander über Salate, Suppen oder mischen Sie ihn in Salsas für einen Schub entgiftender Frische.

4. Petersilie:

- *Unterstützung der Nieren:* Petersilie ist reich an Chlorophyll und hilft bei der Entgiftung der Nieren. Hacken Sie frische Petersilie und streuen Sie sie über Gerichte oder mischen Sie sie in grüne Smoothies, um einen kräftigen Entgiftungsschub zu erhalten.

5. Minze:

- *Verdauungsfördernde Erfrischung:* Minze erfrischt nicht nur den Gaumen, sondern unterstützt auch die Verdauung. Gießen Sie Wasser mit frischen Minzblättern auf, fügen Sie sie zu Salaten hinzu, oder kreieren Sie minzige Soßen, um Entgiftungsmahlzeiten zu ergänzen.

6. Löwenzahn:

- *Liebe zur Leber:* Der Tee aus Löwenzahnwurzeln wird für seine leberreinigenden Eigenschaften verehrt. Geben Sie Löwenzahngrün in Salate oder trinken Sie eine Tasse Löwenzahntee, um die Leberfunktion anzuregen und die Entgiftung zu fördern.

7. Knoblauch:

- *Schwefelhaltiges Detox-Dynamo:* Knoblauch enthält Allicin, eine Schwefelverbindung, die die Leberenzyme aktiviert. Verwenden Sie frischen Knoblauch großzügig in herzhaften

Gerichten, um nicht nur den Geschmack zu verbessern, sondern auch Ihre Mahlzeiten mit entgiftenden Eigenschaften zu versehen.

8. Koriander:

- *Würzige Reinigung:* Koriandersamen und -blätter verleihen einen unverwechselbaren Geschmack und fördern die Verdauung. Zerkleinern Sie Koriandersamen für Gewürzmischungen oder garnieren Sie Gerichte mit frischem Koriander für eine köstliche und entgiftende Note.

9. Fenchel:

- *Verdauungshilfe:* Fenchelsamen sind ein natürliches Mittel bei Verdauungsproblemen. Verwenden Sie sie in Tees, streuen Sie sie über Salate oder kauen Sie sie nach den Mahlzeiten, um die Verdauung zu unterstützen und die Entgiftungserfahrung zu verbessern.

10. Rosmarin: - *Antioxidative Essenz:* Die antioxidativen Eigenschaften von Rosmarin machen ihn zu einer wertvollen Ergänzung für Entgiftungsgerichte. Geben Sie Rosmarin in Olivenöl für Dressings, oder verwenden Sie ihn als duftendes Gewürz für gebratenes Gemüse und Proteine.

11. Cayennepfeffer: - *Gewürz der Entgiftung:* Cayennepfeffer enthält Capsaicin, das für seine stoffwechselanregenden Eigenschaften bekannt ist. Fügen Sie eine Prise zu Suppen, Eintöpfen oder streuen Sie ihn über Mahlzeiten, um Ihre Geschmacksnerven zu beleben und die Entgiftung zu fördern.

12. Kreuzkümmel: - *Würzige Unterstützung der Entgiftung:* Kreuzkümmel verleiht Gerichten nicht nur Wärme, sondern fördert auch die Verdauung. Rösten Sie Kreuzkümmelsamen für Gewürzmischungen, verwenden Sie gemahlenen Kreuzkümmel in Rezepten, und füllen Sie Ihre Mahlzeiten mit seiner erdigen, entgiftenden Essenz.

13. Koriander: - *Zitrusinfusion:* Die zitrusartigen Noten von Koriander verleihen Gerichten eine erfrischende Dimension. Zerkleinern Sie Koriandersamen für Gewürzmischungen oder verwenden Sie frische Korianderblätter in Salaten, die einen herrlichen Detox-Touch haben.

14. Zitronenmelisse: - *Beruhigt und reinigt:* Zitronenmelisse mit ihren beruhigenden Eigenschaften kann in Tees verwendet oder Salaten beigefügt werden, um eine sanfte entgiftende Wirkung zu erzielen. Ihr subtiler Zitronengeschmack verstärkt sowohl den Geschmack als auch die entgiftende Wirkung Ihrer Mahlzeiten.

15. Heiliges Basilikum (Tulsi): - *Adaptogene Entgiftung:* Heiliges Basilikum, oder Tulsi, ist ein adaptogenes Kraut mit entgiftenden Eigenschaften. Brühen Sie Tulsi-Tee auf oder geben Sie frische Blätter in Salate, um einen ganzheitlichen Ansatz zur Entgiftung zu erreichen.

Wenn Sie Ihre kulinarischen Kreationen mit diesen entgiftenden Kräutern und Gewürzen verfeinern, genießen Sie nicht nur die aromatische Symphonie, sondern auch die gesundheitlichen Vorteile, die sie Ihrem Körper bringen. Die Küche wird nicht nur zu einem Reich der Sinnesfreuden, sondern auch zu einem Heiligtum, in dem Sie Ihr Wohlbefinden mit einem schmackhaften Gericht nach dem anderen fördern können.

Navigieren im Lebensmittelgeschäft für die Entgiftung

Wer sich auf eine Entgiftungsreise begibt, muss nicht nur engagiert, sondern auch mit einem wachen Auge durch die Gänge des Lebensmittelladens gehen. Wenn Sie Ihren Einkauf zu einem bewussten und zielgerichteten Unterfangen machen wollen, müssen Sie Ihren Vorratsschrank mit gesunden, entgiftenden Lebensmitteln bestücken. Hier finden Sie einen Leitfaden für Ihre Entgiftungs-Odyssee im Lebensmittelgeschäft:

1. Gang mit frischem Obst und Gemüse:

- **Farbenfrohe Fülle:** Beginnen Sie in der Frischwarenabteilung, wo Sie ein buntes Spektrum an Obst und Gemüse erwartet. Entscheiden Sie sich für eine Reihe von Farben, denn verschiedene Farbtöne stehen für unterschiedliche Nährstoffprofile. Blattgemüse, Kreuzblütler und Beeren, die reich an Antioxidantien sind, sind Ihre Verbündeten bei der Entgiftung.

2. Magere Proteinquellen:

- **Geflügel, Fisch und Hülsenfrüchte:** Greifen Sie zu mageren Eiweißquellen wie Geflügel ohne Haut, fettem Fisch mit hohem Omega-3-Gehalt (Lachs, Makrele) und pflanzlichen Alternativen wie Linsen oder Kichererbsen. Eiweiß unterstützt die Zellfunktionen und hilft bei den Entgiftungsprozessen des Körpers.

3. Vollkorn-Gang:

- **Ballaststoffreiche Körner:** Suchen Sie im Vollkornbereich nach Optionen wie Quinoa, braunem Reis und Hafer. Diese ballaststoffreichen Körner fördern eine gesunde Verdauung, verhindern Energiespitzen und tragen so zu einer ausgewogenen Entgiftungsdiät bei.

4. Abschnitt Kräuter und Gewürze:

- **Kulinarische Alchemie: In der** Rubrik Kräuter und Gewürze finden Sie entgiftende Wunder wie Kurkuma, Ingwer, Knoblauch und Koriander. Diese geschmackvollen Ergänzungen werten Ihre Gerichte nicht nur auf, sondern verleihen ihnen auch einen medizinischen Nutzen.

5. Nüsse und Saaten:

- **Gesunde Fette und Nährstoffe:** Im Nuss- und Samenregal finden Sie nährstoffreiche Produkte wie Mandeln, Walnüsse, Chiasamen und Leinsamen. Diese liefern essenzielle Fettsäuren und tragen zu einer ausgewogenen, entgiftungsfreundlichen Ernährung bei.

6. Gekühlte Abteilung - Milchprodukte und pflanzliche Alternativen:

- **Nährstoffreiche Optionen:** Suchen Sie nach nährstoffreichen Alternativen auf Milch- und Pflanzenbasis. Griechischer Joghurt, der reich an Probiotika ist, kann die Darmgesundheit unterstützen, während pflanzliche Alternativen wie Mandel- oder Kokosnussmilch vielfältige Möglichkeiten für einen abgerundeten Entgiftungsplan bieten.

7. Olivenöl und gesunde Fette:

- **Herzgesunde Öle: In** der Rubrik Öl finden Sie natives Olivenöl extra, eine herzgesunde Wahl, die reich an einfach ungesättigten Fetten und Antioxidantien ist. Dieses vielseitige Öl kann zum Kochen und zum Beträufeln von Salaten verwendet werden und liefert eine Dosis gesunder Fette.

8. Gang für Tee und Getränke:

- **Entgiftende Tees:** Suchen Sie im Teesortiment nach entgiftenden Kräutern wie Löwenzahn, Pfefferminze und grünem Tee. Diese Getränke können Ihre tägliche Flüssigkeitszufuhr ergänzen und die Entgiftungsprozesse des Körpers zusätzlich unterstützen.

9. Gefrierabteilung - Beeren und Früchte:

- **Bequeme Antioxidantien:** Decken Sie sich in der Tiefkühlabteilung mit gefrorenen Beeren und Früchten ein. Sie sind eine praktische Option für Smoothies und liefern einen Schub an Antioxidantien, ohne dass die Gefahr des Verderbens besteht.

10. Bereich Reformkost: - Grundnahrungsmittel: Stöbern Sie in der Naturkostabteilung nach Grundnahrungsmitteln wie Chiasamen, Spirulina und Weizengraspulver. Diese nährstoffreichen Zusätze können die Entgiftungswirkung Ihrer Mahlzeiten und Snacks verstärken.

11. Vermeiden Sie die Gänge mit verarbeiteten und zuckerhaltigen Produkten: - Achtsame Entscheidungen: Seien Sie vorsichtig in den Gängen mit verarbeiteten und zuckerhaltigen Lebensmitteln. Entscheiden Sie sich für vollwertige, unverarbeitete Lebensmittel und achten Sie auf versteckten Zucker und Zusatzstoffe, die die Vorteile Ihrer Entgiftungsbemühungen zunichte machen könnten.

12. Etiketten aufmerksam lesen: - Bewusstsein für die Inhaltsstoffe: Machen Sie es sich zur Gewohnheit, Etiketten mit Bedacht zu lesen. Achten Sie auf Produkte mit minimalen, erkennbaren Inhaltsstoffen und achten Sie auf Zusatzstoffe, Konservierungsmittel und übermäßigen Zuckergehalt.

13. Hydration Station - Wasser und Infusionen: - Hydratisieren Sie klug: Schließlich sollten Sie sich an der Trinkstation mit Wasser versorgen, dem ultimativen Entgiftungselixier. Ziehen Sie in Erwägung, Wasser mit Zitrus-, Gurken- oder Minzscheiben zu versetzen, um eine erfrischende Abwechslung zu schaffen, die die Flüssigkeitszufuhr und Entgiftung fördert.

Bei der Entgiftung im Lebensmittelgeschäft geht es nicht nur darum, den Einkaufswagen zu füllen, sondern auch darum, eine Auswahl an nährstoffreichen, vollwertigen Lebensmitteln zusammenzustellen, die Ihren Körper nähren und seine natürlichen Entgiftungsprozesse unterstützen. Mit jeder wohlüberlegten Entscheidung ebnen Sie den Weg für ein ganzheitliches Wohlbefinden - ein Einkauf nach dem anderen.

Deutsch-inspirierte Detox-Küche

Im Herzen Europas, wo Tradition und Innovation zusammentreffen, bietet die deutsch inspirierte Detox-Küche eine Mischung aus herzhaften Aromen und nahrhaften Elementen. Diese kulinarische Reise kombiniert die Robustheit der traditionellen deutschen Küche mit einer entgiftenden Note und bietet einen einzigartigen und gesunden Ansatz für Wellness. Lassen Sie uns die Essenz der deutsch inspirierten Detox-Küche erkunden:

1. Herzhafte Gemüseeintöpfe:

- **Seelenwärmende Gaumenfreuden:** Im Geiste klassischer deutscher Eintöpfe können Sie herzhafte Gemüseeintöpfe mit viel Wurzelgemüse wie Karotten, Kartoffeln und Rüben genießen. Fügen Sie entgiftende Kräuter und Gewürze wie Dill und Petersilie hinzu, um den Geschmack zu verbessern und gleichzeitig die Verdauung zu fördern.

2. Sauerkraut-Sorten:

- **Probiotisches Kraftpaket:** Traditionelles deutsches Sauerkraut, fermentierter Kohl, steht im Mittelpunkt. Es ist vollgepackt mit Probiotika und verleiht den Mahlzeiten nicht nur einen würzigen Kick, sondern unterstützt auch die Darmgesundheit - ein Eckpfeiler einer effektiven Entgiftung.

3. Parfait aus Quark und Beeren:

- **Proteinhaltiger Genuss:** Quark, ein deutsches Milchprodukt, das reich an Proteinen ist, bildet die Grundlage für ein köstliches Parfait. Zusammen mit antioxidantienreichen Beeren wie Blaubeeren und Himbeeren ergibt sich ein sättigendes und entgiftungsfreundliches Dessert.

4. Geräucherter Lachs mit Meerrettichsahne:

- **Omega-drei Eleganz:** Als Anspielung auf die kulinarische Finesse Deutschlands steht der geräucherte Lachs im Rampenlicht. Servieren Sie ihn mit einer Meerrettichcreme, die mit entgiftenden Kräutern wie Schnittlauch angereichert ist und ein Gleichgewicht von Omega-3-Fettsäuren und geschmacklicher Würze bietet.

5. Rote-Bete-Salat mit Äpfeln und Walnüssen:

- **Lebendige Eleganz:** Genießen Sie die erdige Süße der Roten Bete in einem Salat mit knackigen Äpfeln und knackigen Walnüssen. Beträufeln Sie ihn mit einer leichten Vinaigrette mit entgiftenden Kräutern wie Thymian, um eine erfrischende und nährstoffreiche Beilage zu erhalten.

6. Dinkelbrot mit Avocado-Aufstrich:

- **Vollkorngüte:** Verwenden Sie den nussigen Geschmack von Dinkelbrot, einem traditionellen deutschen Grundnahrungsmittel, als Basis. Belegen Sie es mit einem Avocado-Aufstrich, der mit entgiftenden Kräutern wie Koriander gewürzt ist, und Sie erhalten einen nährstoffreichen und sättigenden Snack.

7. Mit Kräutern gewürzte Linsensuppe:

- **Herzhafte Hülsenfrüchte:** Eine Linsensuppe mit einer Mischung aus entgiftenden Kräutern und Gewürzen wie Kreuzkümmel und Koriander ist eine wohltuende und nahrhafte Option. Die Kombination aus Linsen und Kräutern unterstützt sowohl die Eiweißaufnahme als auch die Entgiftungsvorgänge im Körper.

8. Geschmorter Apfelweinessig-Kohl:

- **Kulinarisches Elixier:** In Anlehnung an die deutsche Küche schmoren Sie Kohl in Apfelessig. Das verleiht ihm nicht nur einen unverwechselbaren Geschmack, sondern fördert auch die Verdauung und ist eine köstliche Beilage mit Entgiftungseffekt.

9. Frittata mit Kartoffeln und Lauch:

- **Köstliche Harmonie mit Eiern:** Kreieren Sie eine gesunde Frittata mit der zeitlosen Kombination aus Kartoffeln und Lauch. Mit entgiftenden Kräutern wie Rosmarin und Thymian ist sie eine sättigende und proteinreiche Option für jede Mahlzeit.

10. Mit Kümmel geröstete Möhren:

Eleganz durch Saatgut: Veredeln Sie geröstete Möhren mit Kümmel, einem in der deutschen Küche weit verbreiteten Gewürz. Diese Samen verleihen nicht nur einen einzigartigen Geschmack, sondern wirken sich auch positiv auf die Verdauung aus.

11. Haselnuss- und Beerenbrei:

Genuss am Morgen: Beginnen Sie Ihren Tag mit einem von Deutschland inspirierten Brei aus Haselnüssen und frischen Beeren. Ein Hauch von Zimt trägt nicht nur zum Geschmack bei, sondern kann auch die Entgiftung unterstützen.

12. Gebackener Kabeljau mit Dill und Zitrone:

Meeresfrüchte-Sinfonie: Huldigen Sie den deutschen Küsteneinflüssen mit gebackenem Kabeljau. Mit Dill und einem Spritzer Zitrone gewürzt, ist dieses Gericht eine leichte und schmackhafte Variante, die reich an Omega-3-Fettsäuren ist.

13. Wasser mit Minze und Gurke:

Elegante Hydratation: Verbessern Sie Ihren Flüssigkeitshaushalt mit einem erfrischenden Aufguss aus Minze und Gurke. Diese von Deutschland inspirierte Mischung verleiht nicht nur einen Hauch von Raffinesse, sondern unterstützt auch den Entgiftungsprozess Ihres Körpers.

Genießen Sie die Verbindung von Tradition und Wohlbefinden, indem Sie die von Deutschland inspirierte Detox-Küche zu sich nehmen. Jedes Gericht spiegelt nicht nur die Vielfalt der Aromen wider, sondern auch die nährenden Elemente, die zu Ihrer ganzheitlichen Wellness-Reise beitragen. Prost auf eine revitalisierte und geschmackvolle Entgiftungsmethode!

Kapitel 4
Ihr individueller Leberentgiftungsplan

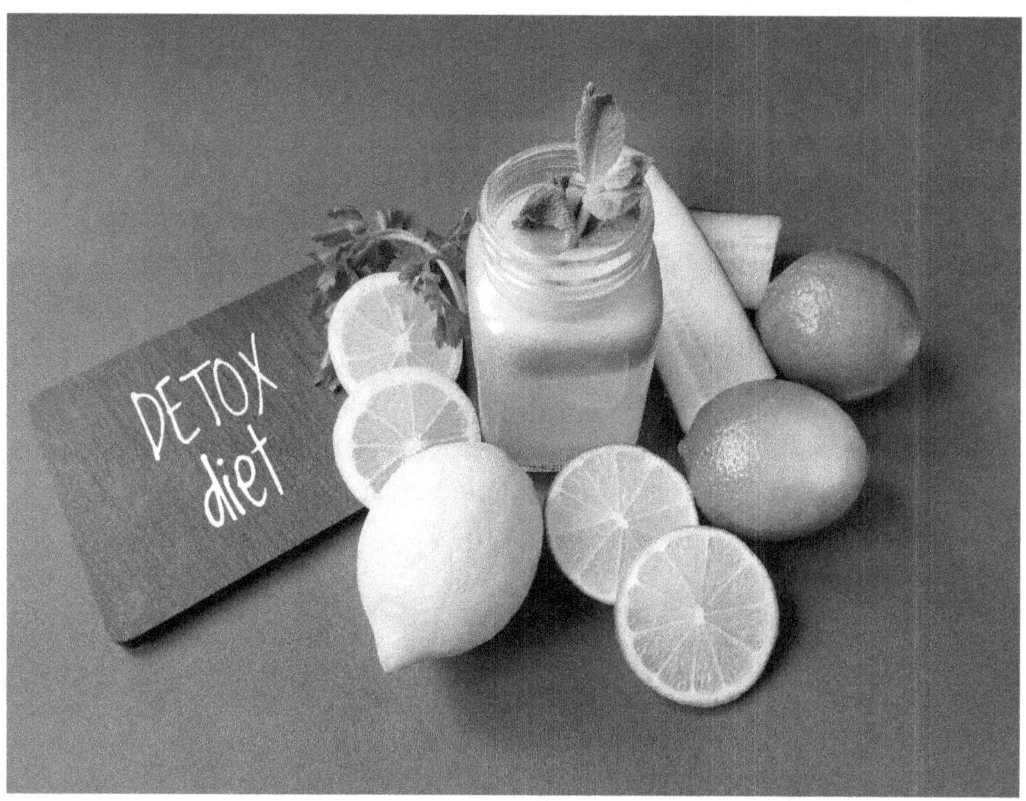

Einschätzung Ihrer Entgiftungsbedürfnisse

Der Beginn einer Entgiftungsreise ist eine persönliche Erkundung, und das Verständnis Ihrer individuellen Bedürfnisse ist entscheidend für einen erfolgreichen und maßgeschneiderten Ansatz. Hier ist ein Leitfaden, der Ihnen hilft, Ihre Entgiftungsbedürfnisse einzuschätzen:

1. Bewertung des aktuellen Lebensstils:

- Überdenken Sie Ihren derzeitigen Lebensstil, einschließlich Ernährung, Schlafverhalten, Stressniveau und körperlicher Aktivität. Ermitteln Sie die Bereiche, die zu Toxinansammlungen beitragen oder Entgiftungsprozesse behindern können.

2. Symptom-Bewusstsein:

- Achten Sie auf die Signale Ihres Körpers. Leiden Sie unter Müdigkeit, Verdauungsproblemen, Hautproblemen oder Stimmungsschwankungen? Diese Symptome können auf Bereiche hinweisen, in denen eine Entgiftungshilfe von Vorteil sein könnte.

3. Ernährungsgewohnheiten:

- Analysieren Sie Ihre Ernährungsgewohnheiten. Nehmen Sie viele verarbeitete Lebensmittel, Zucker oder Koffein zu sich? Eine Bewertung Ihrer Ernährungsgewohnheiten kann Verbesserungsmöglichkeiten aufzeigen und Ihre Entgiftungsstrategie bestimmen.

4. Hydratationsniveau:

- Überprüfen Sie Ihren Flüssigkeitshaushalt. Trinken Sie genug Wasser? Eine ausreichende Flüssigkeitszufuhr ist wichtig, um die natürlichen Entgiftungsprozesse des Körpers zu unterstützen.

5. Bewertung von Stress:

- Berücksichtigen Sie Ihr Stressniveau. Chronischer Stress kann die Entgiftungswege beeinträchtigen. Ermitteln Sie Stressoren und erproben Sie Techniken zur Stressbewältigung wie Meditation, Yoga oder tiefe Atemübungen.

6. Schlafqualität:

- Beurteilen Sie Ihre Schlafqualität und -dauer. Ausreichender Schlaf ist für die Zellreparatur und Entgiftung von entscheidender Bedeutung. Ermitteln Sie alle schlafbezogenen Probleme und arbeiten Sie daran, eine beständige Schlafroutine zu etablieren.

7. Körperliche Aktivität:

- Überprüfen Sie Ihr Bewegungsverhalten. Regelmäßige Bewegung fördert die Durchblutung, was die Ausscheidung von Giftstoffen unterstützt. Überprüfen Sie Ihre derzeitige Routine und suchen Sie nach Möglichkeiten, Bewegung in Ihr tägliches Leben einzubauen.

8. Anamnese:

- Berücksichtigen Sie Ihre medizinische Vorgeschichte und konsultieren Sie medizinisches Fachpersonal. Bestimmte Erkrankungen können sich auf die Entgiftungswege auswirken, und die Kenntnis Ihrer Krankengeschichte ist für einen sicheren und effektiven Entgiftungsplan unerlässlich.

9. Allergien und Überempfindlichkeiten:

- Achten Sie auf eventuelle Allergien oder Empfindlichkeiten. Bestimmte Lebensmittel oder Umweltfaktoren können zu Entzündungen oder allergischen Reaktionen beitragen und Ihr allgemeines Wohlbefinden beeinträchtigen.

10. **Umweltexposition:** - Bewerten Sie Ihre Exposition gegenüber Umweltgiften. Leben oder arbeiten Sie in Gebieten mit hoher Umweltverschmutzung? Die Identifizierung und Minimierung der Belastung durch Umweltgifte kann ein wesentlicher Bestandteil Ihrer Entgiftungsstrategie sein.

11. **Emotionales Wohlbefinden:** - Achten Sie auf Ihr emotionales Wohlbefinden. Emotionaler Stress kann sich auf die körperliche Gesundheit auswirken. Beurteilen Sie Ihre Bewältigungsmechanismen und erkunden Sie Aktivitäten, die Ihre emotionale Belastbarkeit fördern.

12. **Bewertung der Darmgesundheit:** - Denken Sie über Ihre Darmgesundheit nach. Ein ausgewogenes Darmmikrobiom ist entscheidend für eine wirksame Entgiftung. Wenn Sie Verdauungsprobleme haben, sollten Sie Probiotika und ballaststoffreiche Lebensmittel in Ihre Ernährung aufnehmen.

13. **Ziele und Zielsetzungen:** - Definieren Sie Ihre Entgiftungsziele. Ganz gleich, ob es darum geht, das Energieniveau zu verbessern, das Gewichtsmanagement zu unterstützen oder bestimmte gesundheitliche Probleme anzugehen, eine klare Beschreibung Ihrer Ziele wird die Gestaltung Ihres Entgiftungsplans leiten.

14. **Dauer und Intensität:** - Bestimmen Sie die Dauer und Intensität Ihrer Entgiftung. Überlegen Sie, ob Sie eine kurzfristige Entgiftung oder eine schrittweise, nachhaltige Lebensstiländerung anstreben. Richten Sie Ihren Entgiftungsplan an realistischen Erwartungen aus.

15. **Persönliche Vorlieben:** - Berücksichtigen Sie Ihre persönlichen Vorlieben. Wählen Sie Entgiftungsmethoden und Lebensmittel, die Ihrem Geschmack, Ihrem Lebensstil und Ihren kulturellen Vorlieben entsprechen, um eine langfristige Einhaltung zu gewährleisten.

Durch diese umfassende Selbsteinschätzung gewinnen Sie wertvolle Erkenntnisse über Ihre spezifischen Entgiftungsbedürfnisse. Mit diesem Wissen können Sie einen persönlichen und effektiven Entgiftungsplan erstellen, der auf Ihre Ziele, Vorlieben und Ihr allgemeines Wohlbefinden abgestimmt ist. Denken Sie daran, dass Ihre Reise zum Wohlbefinden einzigartig ist - hören Sie auf Ihren Körper und verfolgen Sie einen ganzheitlichen Ansatz, der Ihren individuellen Bedürfnissen gerecht wird.

Entwurf eines 14-tägigen Entgiftungsprogramms

Eine 14-tägige Entgiftungsreise erfordert eine sorgfältige Planung, um einen ganzheitlichen Ansatz zu gewährleisten, der körperliche, ernährungsbezogene und lebensstilbezogene Aspekte berücksichtigt. Hier ist ein Leitfaden, der Ihnen hilft, ein umfassendes und verjüngendes 14-tägiges Entgiftungsprogramm zu erstellen:

1. Setzen Sie sich klare Ziele:

- **Definieren Sie Ihre Intentionen:** Legen Sie Ihre Ziele für die Entgiftung klar fest - sei es, die Energie zu steigern, das Gewichtsmanagement zu unterstützen, die Verdauung zu verbessern oder das allgemeine Wohlbefinden zu steigern. Die Festlegung spezifischer Ziele wird Ihr Programm leiten.

2. Ernährungswissenschaftliche Grundlage:

- **Nehmen Sie Vollwertkost zu sich:** Bauen Sie Ihre Entgiftung auf eine Grundlage aus vollwertigen, nährstoffreichen Lebensmitteln auf. Bevorzugen Sie Obst, Gemüse, mageres Eiweiß, Vollkornprodukte und gesunde Fette. Minimieren Sie verarbeitete Lebensmittel, Zucker und künstliche Zusatzstoffe.

3. Hydratationsprotokoll:

- **Ausreichende Wasserzufuhr:** Achten Sie auf eine ausreichende Flüssigkeitszufuhr und trinken Sie täglich mindestens 8 Gläser Wasser. Ziehen Sie Kräutertees und Wasser mit entgiftenden Elementen wie Zitrone, Gurke oder Minze in Betracht.

4. Mahlzeitenplanung:

- **Ausgewogene und abwechslungsreiche Mahlzeiten:** Planen Sie ausgewogene Mahlzeiten, die eine Mischung aus Gemüse, mageren Proteinen und gesunden Fetten enthalten. Experimentieren Sie mit Kräutern und Gewürzen für mehr Geschmack. Erstellen Sie einen Essensplan für die Dauer der Entgiftung, der für Abwechslung und eine angemessene Ernährung sorgt.

5. Eliminierungsphase:

- **Identifizieren Sie auslösende Lebensmittel:** Erwägen Sie eine Eliminierungsphase, in der häufige Allergene oder entzündungsfördernde Lebensmittel vorübergehend weggelassen werden. Führen Sie diese Lebensmittel schrittweise wieder ein, um eventuelle Reaktionen zu beobachten und mögliche Empfindlichkeiten zu erkennen.

6. Entgiftende Kräuter und Gewürze:

- **Großzügig einbeziehen:** Versetzen Sie Ihre Mahlzeiten mit entgiftenden Kräutern und Gewürzen wie Kurkuma, Ingwer, Knoblauch und Koriander. Experimentieren Sie mit verschiedenen Kombinationen, um den Geschmack zu verbessern und gleichzeitig die Reinigungsprozesse Ihres Körpers zu unterstützen.

7. Probiotika und Darmgesundheit:

- **Nehmen Sie fermentierte Lebensmittel zu sich:** Integrieren Sie probiotikareiche Lebensmittel wie Joghurt, Kefir, Sauerkraut und Kimchi, um die Darmgesundheit zu unterstützen. Ein ausgewogenes Darmmikrobiom ist entscheidend für eine wirksame Entgiftung.

8. Magere Proteinquellen:

- **Bevorzugen Sie hochwertige Proteine:** Nehmen Sie magere Proteine wie Fisch, Geflügel, Tofu und Hülsenfrüchte zu sich. Proteine unterstützen die Zellreparatur und tragen zum Sättigungsgefühl bei.

9. Intermittierendes Fasten:

- **Erwägen Sie eine zeitlich begrenzte Nahrungsaufnahme:** Probieren Sie intermittierendes Fasten aus, indem Sie Ihr Essensfenster auf 8-10 Stunden pro Tag begrenzen. Dieser Ansatz kann die Zellreparatur und die Stoffwechselprozesse verbessern.

10. **Körperliche Aktivität: - Bewegung einbeziehen:** Integrieren Sie regelmäßige körperliche Aktivität in Ihren Tagesablauf. Dazu können zügige Spaziergänge, Yoga oder andere Übungen gehören, die Ihnen Spaß machen. Bewegung fördert die Durchblutung und unterstützt die Ausscheidung von Giftstoffen.

11. **Achtsame Essenspraktiken: - Achtsamkeit kultivieren:** Üben Sie achtsames Essen, indem Sie jeden Bissen genießen und auf Hunger- und Sättigungssignale achten. Vermeiden Sie Ablenkungen wie Bildschirme wahrend der Mahlzeiten.

12. **Stressbewältigung: - Geist-Körper-Praktiken:** Führen Sie Stressbewältigungstechniken wie Meditation, Tiefenatmung oder Achtsamkeit ein. Chronischer Stress kann die Entgiftungswege behindern.

13. **Qualitativer Schlaf: - Priorisieren Sie Ruhe:** Sorgen Sie für ausreichenden und hochwertigen Schlaf. Streben Sie 7-9 Stunden pro Nacht an, um die natürlichen Reparaturprozesse des Körpers zu unterstützen.

14. **Tagebuchführung: - Reflektierende Praxis:** Führen Sie ein Tagebuch, um Ihre Mahlzeiten, Emotionen und alle körperlichen und geistigen Veränderungen während der Entgiftung festzuhalten. Diese Selbstreflexion kann wertvolle Erkenntnisse über die Reaktionen Ihres Körpers liefern.

15. **Soziale Unterstützung: - Engagieren Sie andere:** Teilen Sie Ihre Entgiftungsreise mit Freunden oder der Familie, um Unterstützung zu erhalten. Eine Gemeinschaft kann Sie ermutigen und motivieren.

16. **Übergang nach der Entgiftung: - Allmähliche Wiedereinführung:** Planen Sie eine schrittweise Wiedereinführung der eliminierten Lebensmittel nach der Entgiftung. Beobachten Sie, wie Ihr Körper reagiert, und treffen Sie fundierte Entscheidungen über langfristige Ernährungsentscheidungen.

17. **Professionelle Anleitung: - Konsultieren Sie Experten:** Wenden Sie sich bei Bedarf an medizinische Fachkräfte, Ernährungsberater oder Diätassistenten, um das Entgiftungsprogramm auf Ihre individuellen gesundheitlichen Bedürfnisse abzustimmen.

Denken Sie daran, dass die 14-tägige Entgiftung ein ganzheitliches Unterfangen ist, das auf Verjüngung und Erneuerung abzielt. Hören Sie auf Ihren Körper, nehmen Sie bei Bedarf Anpassungen vor und freuen Sie sich über die positiven Veränderungen auf dem Weg dorthin. Dieses Programm ist nicht nur eine kurzfristige Entgiftung, sondern eine Grundlage für nachhaltige und gesunde Lebensgewohnheiten. Prost auf Ihre Reise zu ganzheitlichem Wohlbefinden!

Das Gleichgewicht nach der Entgiftung aufrechterhalten

Eine Entgiftung abzuschließen ist eine große Leistung, aber das Gleichgewicht nach der Entgiftung aufrechtzuerhalten ist entscheidend für das langfristige Wohlbefinden. Hier ist ein Leitfaden, der Ihnen hilft, den Übergang reibungslos zu gestalten und Ihre Ausstrahlung zu erhalten:

1. Allmähliche Wiedereinführung:

- **Achtsame Wiedereingliederung:** Führen Sie nach der Entgiftung die gestrichenen Lebensmittel schrittweise wieder ein. Beobachten Sie, wie Ihr Körper auf jede Wiedereinführung reagiert, und treffen Sie fundierte Entscheidungen darüber, welche Lebensmittel mit Ihrem Wohlbefinden in Einklang stehen.

2. Pflanzenzentrierter Lebensstil:

- **Bevorzugen Sie Pflanzen:** Legen Sie bei Ihrer Ernährung weiterhin Wert auf pflanzliche Lebensmittel. Achten Sie auf eine Vielfalt an buntem Gemüse, Obst, Vollkornprodukten und Hülsenfrüchten, um einen nährstoff- und ballaststoffreichen Teller zu erhalten.

3. Hydratationsgewohnheiten:

- **Nachhaltig schlürfen:** Behalten Sie die Gewohnheit bei, reichlich Wasser zu trinken. Versetzen Sie das Wasser mit Zitrone, Gurke oder Minze für zusätzlichen Geschmack und machen Sie die Flüssigkeitszufuhr zu einer angenehmen und beständigen Praxis.

4. Ausgewogene Makronährstoffe:

- **Optimale Nährstoffbilanz:** Achten Sie bei jeder Mahlzeit auf ein ausgewogenes Verhältnis von Makronährstoffen - Proteinen, Kohlenhydraten und Fetten. Dies hält das Energieniveau aufrecht und unterstützt die wesentlichen Funktionen des Körpers.

5. Achtsame Essenspraktiken:

- **Kontinuierliche Bewusstheit:** Pflegen Sie eine achtsame Ernährungsweise. Essen Sie langsam, genießen Sie jeden Bissen, und achten Sie auf Hunger- und Sättigungssignale. Dies fördert eine gesunde Beziehung zum Essen.

6. Regelmäßige körperliche Aktivität:

- **Integrierte Bewegung:** Integrieren Sie regelmäßige körperliche Aktivität in Ihren Alltag. Wählen Sie Übungen, die Ihnen Spaß machen, um Bewegung zu einem nachhaltigen und angenehmen Teil Ihres Lebensstils zu machen.

7. Stressbewältigungstechniken:

- **Stressbewältigung:** Praktizieren Sie weiterhin Stressbewältigungstechniken wie Meditation, Tiefenatmung oder Yoga. Stressbewältigung trägt zum allgemeinen Wohlbefinden bei und unterstützt die natürlichen Entgiftungsprozesse Ihres Körpers.

8. Gute Schlafroutine:

- **Priorisieren Sie Ruhe:** Achten Sie auf eine regelmäßige Schlafroutine. Streben Sie jede Nacht 7-9 Stunden hochwertigen Schlaf an, um die körperliche und geistige Regeneration zu fördern.

9. Fokus Darmgesundheit:

- **Probiotische Integration:** Achten Sie weiterhin auf die Darmgesundheit, indem Sie probiotikareiche Lebensmittel wie Joghurt, Kefir und fermentiertes Gemüse zu sich nehmen. Ein gesundes Darmmikrobiom unterstützt die Verdauung und das allgemeine Wohlbefinden.

10. Flexibilität in der Ernährung:

Anpassungsfähige Entscheidungen: Seien Sie bei Ihrer Ernährung flexibel. Behalten Sie eine Grundlage aus vollwertigen, nährstoffreichen Lebensmitteln bei, aber lassen Sie auch Raum für gelegentliche Leckereien und abwechslungsreiche Essenserlebnisse.

11. Regelmäßige Kontrollen:

Selbstreflexion: Schauen Sie regelmäßig bei sich selbst vorbei. Beurteilen Sie Ihr Energieniveau, Ihre Stimmung und Ihr allgemeines Wohlbefinden. Passen Sie Ihren Lebensstil nach Bedarf an, um Gleichgewicht und Harmonie zu erhalten.

12. Kulinarische Erkundung:

Vielfältige Küche: Probieren Sie weiterhin verschiedene Küchen aus und integrieren Sie neue, nährstoffreiche Rezepte in Ihren Tagesablauf. So bleiben Ihre Mahlzeiten spannend und sorgen für eine abwechslungsreiche Nährstoffzufuhr.

13. Verbindung zur Gemeinschaft:

Erfahrungen teilen: Schließen Sie sich einer Gemeinschaft an oder teilen Sie Ihre Erfahrungen mit Freunden und Familie. Der Austausch von Erkenntnissen und Herausforderungen kann Unterstützung bieten und ein Gefühl der Verantwortlichkeit fördern.

14. Professionelle Beratung:

Konsultieren Sie Experten: Lassen Sie sich bei Bedarf von Gesundheitsexperten, Ernährungsberatern oder Diätassistenten beraten. Sie können Ihnen individuelle Ratschläge geben, die auf Ihre gesundheitlichen Ziele und Bedürfnisse zugeschnitten sind.

15. Feiern Sie den Fortschritt:

Errungenschaften anerkennen: Feiern Sie Ihre Fortschritte und Erfolge. Erkennen Sie die positiven Veränderungen an, die Sie vorgenommen haben, und entwickeln Sie sich auf Ihrem Weg zum Wohlbefinden weiter.

Bei der Umstellung nach der Entgiftung geht es nicht um starre Regeln, sondern darum, nachhaltige Gewohnheiten zu kultivieren, die auf Ihre individuellen Bedürfnisse abgestimmt sind. Verfolgen Sie einen ganzheitlichen Ansatz für Ihre Gesundheit und treffen Sie Entscheidungen, die Ihren Körper, Ihren Geist und Ihre Seele langfristig nähren. Auf Ihre anhaltende Ausstrahlung und Ihr Wohlbefinden!

Kapitel 5
Erfolgsstrategien und langfristiges Wohlbefinden der Leber

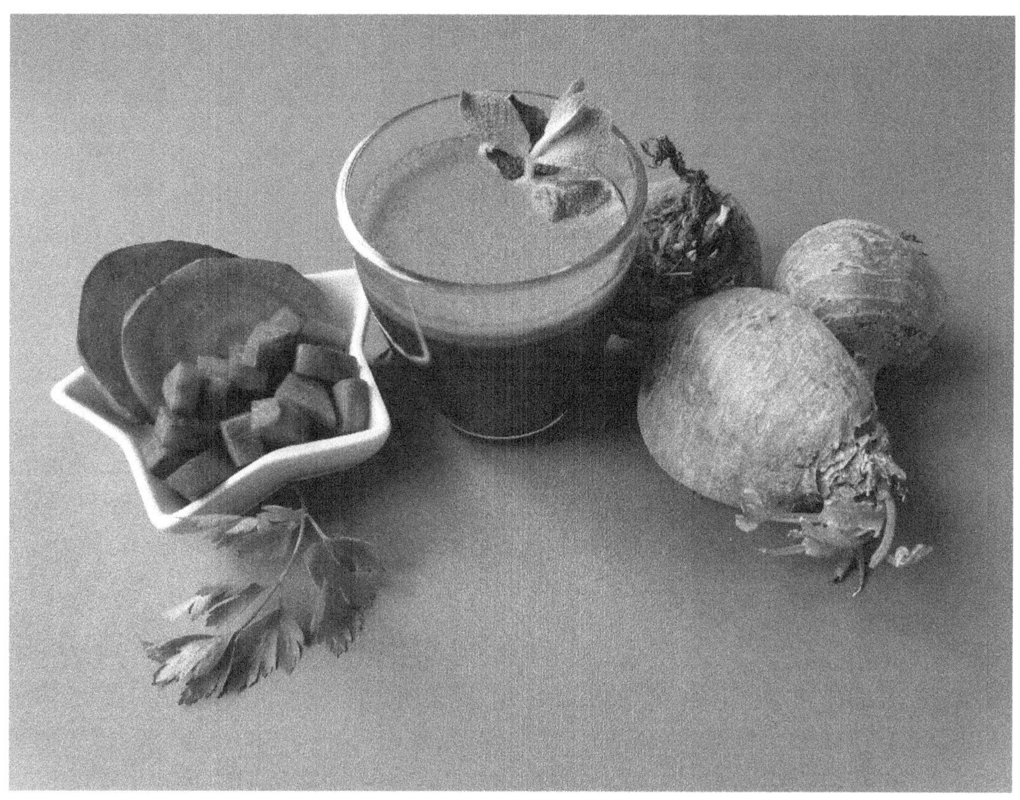

Überwindung von Entgiftungsproblemen

Der Beginn einer Entgiftungsreise kann Herausforderungen mit sich bringen, aber mit strategischen Ansätzen können Sie Hindernisse überwinden und auf dem Weg zum Wohlbefinden bleiben. Hier ist ein Leitfaden, der Ihnen dabei helfen soll, die üblichen Entgiftungsherausforderungen zu meistern und zu triumphieren:

1. Heißhunger auf Zucker:

- **Süße Alternativen:** Bekämpfen Sie Heißhunger auf Zucker, indem Sie natürliche Süßungsmittel wie Honig, Ahornsirup oder Datteln in Maßen verwenden. Nehmen Sie süße Früchte oder Kräutertees zu sich, um Ihren Süßhunger zu stillen, ohne Ihre Entgiftungsziele zu gefährden.

2. Koffein-Entzug:

- **Schrittweise Reduktion:** Reduzieren Sie Koffein schrittweise, um die Entzugserscheinungen zu minimieren. Entscheiden Sie sich für Kräutertees oder Zichorienkaffee als Alternativen. Bleiben Sie hydratisiert, um Kopfschmerzen und Müdigkeit zu lindern.

3. Müdigkeit bei der Essenszubereitung:

- **Stapelweise kochen:** Vereinfachen Sie die Zubereitung von Mahlzeiten durch Stapelkochen. Bereiten Sie große Mengen an Grundnahrungsmitteln wie Getreide und Eiweiß zu und stellen Sie so sicher, dass Sie alle Komponenten für abwechslungsreiche und schnelle Mahlzeiten zur Verfügung haben.

4. Sozialer Druck:

- **Kommunikation ist der Schlüssel:** Kommunizieren Sie Ihre Entgiftungsziele mit Freunden und Familie. Teilen Sie Ihr Engagement für einen gesünderen Lebensstil mit und schlagen Sie Alternativen für gesellschaftliche Zusammenkünfte vor, damit Sie auf dem richtigen Weg bleiben, ohne sich isoliert zu fühlen.

5. Entgiftungssymptome:

- **Flüssigkeitszufuhr und Ruhe:** Wenn Sie Entgiftungssymptome wie Kopfschmerzen oder Müdigkeit verspüren, sollten Sie mehr Wasser zu sich nehmen und sich mehr ausruhen. Diese Symptome sind oft nur vorübergehend, da sich Ihr Körper auf die Veränderungen einstellt.

6. Emotionales Essen:

- **Achtsame Praktiken:** Gehen Sie mit emotionalem Essen um, indem Sie achtsame Praktiken einführen. Beschäftigen Sie sich mit Aktivitäten wie Meditation, Tagebuchschreiben oder Spaziergängen, um Stress und Emotionen zu bewältigen, ohne zum Essen zu greifen.

7. Zeitliche Beschränkungen:

- **Einfache und schnelle Rezepte:** Entscheiden Sie sich für einfache und schnelle Rezepte, um einen vollen Terminkalender zu berücksichtigen. Schneiden Sie Gemüse vor, wählen Sie Rezepte mit wenigen Zutaten, und nutzen Sie zeitsparende Küchengeräte, um entgiftungsfreundliche Mahlzeiten effizient zuzubereiten.

8. Gesellschaftliche Ereignisse:

- **Planen Sie im Voraus:** Planen Sie gesellschaftliche Veranstaltungen im Voraus, indem Sie den Gastgebern Ihre Ernährungspräferenzen mitteilen oder Ihr entgiftungsfreundliches Gericht mitbringen. Konzentrieren Sie sich auf die sozialen Aspekte und nicht auf das Essen, und wählen Sie Optionen, die Ihren Zielen entsprechen.

9. Verdauungsbeschwerden:

- **Führen Sie Ballaststoffe allmählich ein:** Bei Verdauungsbeschwerden sollten Sie ballaststoffreiche Lebensmittel schrittweise einführen. Erwägen Sie die Einnahme von Probiotika und Verdauungsenzymen, um die Darmgesundheit während des Entgiftungsprozesses zu unterstützen.

10. **Mangelnde Abwechslung: - Neue Zutaten erforschen:** Bekämpfen Sie die Langeweile, indem Sie neue Zutaten und Rezepte ausprobieren. Experimentieren Sie mit verschiedenen Kräutern, Gewürzen und Kochtechniken, damit Ihre Mahlzeiten abwechslungsreich und spannend bleiben.

11. **Energieschwankungen: - Ausgewogene Ernährung:** Achten Sie darauf, dass Ihre Mahlzeiten ein ausgewogenes Verhältnis an Makronährstoffen enthalten. Enthalten Sie komplexe Kohlenhydrate, Proteine und gesunde Fette, um den ganzen Tag über Energie zu liefern.

12. **Verlangen nach verarbeiteten Lebensmitteln: - Gesunde Alternativen:** Bekämpfen Sie den Heißhunger auf verarbeitete Lebensmittel, indem Sie gesündere Alternativen finden. Wenn Sie zum Beispiel Lust auf Chips haben, entscheiden Sie sich für gebackene Süßkartoffel- oder Grünkohlchips.

13. **Bewusstseinsblockaden überwinden: - Positive Affirmationen:** Überwinden Sie Denkblockaden mit positiven Affirmationen. Erinnern Sie sich an die Vorteile, die Sie durch die Entgiftung gewinnen, sowohl körperlich als auch geistig.

14. **Körperliches Unwohlsein: - Fachleute konsultieren:** Wenden Sie sich bei anhaltenden körperlichen Beschwerden an medizinisches Fachpersonal oder einen Ernährungsberater. Diese können Sie individuell beraten und Ihren Entgiftungsplan anpassen.

15. **Pflege nach der Entgiftung: - Allmähliche Wiedereingliederung:** Nach der Entgiftung sollten Sie die gestrichenen Lebensmittel allmählich wieder einführen und weiterhin eine ausgewogene und nährstoffreiche Ernährung einhalten. Erstellen Sie einen Erhaltungsplan, der mit Ihren langfristigen Gesundheitszielen in Einklang steht.

Entgiftungsherausforderungen sind Teil der transformativen Reise zum Wohlbefinden. Gehen Sie sie mit Widerstandsfähigkeit, Flexibilität und Engagement für Ihre Gesundheit an. Wenn Sie diese Strategien anwenden, können Sie Hindernisse erfolgreich überwinden und Ihre Entgiftungsreise mit neuer Vitalität abschließen.

Kleine Siege feiern

Inmitten der Herausforderungen und Triumphe Ihrer Wellness-Reise ist es wichtig, die kleinen Erfolge anzuerkennen und zu feiern, die den Weg für dauerhaften Erfolg ebnen. Hier finden Sie einen Leitfaden, wie Sie sich an Ihren Erfolgen erfreuen können, egal wie bescheiden sie auch erscheinen mögen:

1. Achtsame Reflexion:

- **Innehalten und anerkennen:** Nehmen Sie sich Momente der Besinnung. Erkennen Sie die Fortschritte an, die Sie gemacht haben, sei es ein verbessertes Energieniveau, eine gesündere Denkweise oder positive Veränderungen in Ihren täglichen Gewohnheiten.

2. Dankbarkeits-Tagebuch:

- **Positives festhalten:** Führen Sie ein Dankbarkeitstagebuch, in dem Sie täglich große und kleine Erfolge festhalten. Wenn Sie Dankbarkeit pflegen, können Sie sich besser auf die positiven Aspekte konzentrieren und ein Gefühl der Erfüllung entwickeln.

3. Setzen Sie realistische Meilensteine:

- **Erreichbare Ziele:** Setzen Sie realistische und erreichbare Etappenziele. Feiern Sie jede noch so kleine Errungenschaft, um Schwung und Motivation für die nächsten Schritte aufzubauen.

4. Errungenschaften teilen:

- **Verbinden Sie sich mit anderen:** Teilen Sie Ihre Erfolge mit Freunden, der Familie oder einer unterstützenden Gemeinschaft. Gemeinsames Feiern stärkt nicht nur die Beziehungen, sondern auch Ihr Engagement für Ihre Wellness-Reise.

5. Verwöhnen Sie sich selbst:

- **Gesunde Belohnungen:** Gönnen Sie sich Belohnungen, die auf Ihre Wellness-Ziele abgestimmt sind. Das kann ein Wellness-Tag sein, ein Lieblingsbuch oder ein gemütlicher

Spaziergang in der Natur. Wählen Sie Belohnungen, die Ihren Körper, Ihren Geist und Ihre Seele nähren.

6. Visuelle Mahnungen:

- **Erstellen Sie eine visuelle Tafel:** Entwerfen Sie eine visuelle Tafel oder eine digitale Collage, die Ihre Wellness-Reise zeigt. Fügen Sie Bilder, Zitate und Erinnerungen an Ihre kleinen Erfolge ein, die Ihnen als tägliche Inspiration dienen.

7. Rituale der Reflexion:

- **Wöchentliche Reflexion:** Nehmen Sie sich jede Woche Zeit, um über Ihre Leistungen nachzudenken. Dieses Ritual hilft Ihnen, mit Ihren Zielen verbunden zu bleiben, und fördert ein Gefühl von Stolz und Erfolg.

8. Feiern Sie den Fortschritt, nicht die Perfektion:

- **Nehmen Sie Unvollkommenheit an:** Verlagern Sie den Schwerpunkt von Perfektion auf Fortschritt. Feiern Sie die Fortschritte und erkennen Sie, dass jeder kleine Erfolg zum Gesamterfolg Ihrer Wellness-Reise beiträgt.

9. **Selbstbestätigungen: - Positive Bestärkung:** Integrieren Sie Selbstbestätigungen in Ihre Routine. Erinnern Sie sich an Ihre Stärken, Ihre Widerstandsfähigkeit und die positiven Veränderungen, die Sie vornehmen. Positive Selbstgespräche sind ein wirksames Mittel, um die Motivation aufrechtzuerhalten.

10. **Tägliche Gewohnheiten verfolgen: - Konsistenz-Protokoll:** Führen Sie ein Protokoll über Ihre täglichen Gewohnheiten. Die Aufzeichnung Ihrer Beständigkeit bei positiven Verhaltensweisen verstärkt die Wirkung Ihrer Bemühungen und bietet eine visuelle Darstellung Ihres Engagements.

11. **Schaffen Sie Rituale für Meilensteine: - Symbolische Feiern:** Schaffen Sie Rituale für das Erreichen von Meilensteinen. Das kann das Anzünden einer Kerze sein, ein besonderes Essen oder ein Moment der Besinnung. Diese Rituale verleihen Ihren Erfolgen Bedeutung.

12. **Selbstwertschätzung ausdrücken: - Innere Anerkennung:** Üben Sie sich in Selbstanerkennung, indem Sie Ihre Bemühungen anerkennen und würdigen. Behandeln Sie sich selbst mit der gleichen Freundlichkeit und Ermutigung, die Sie einem Freund entgegenbringen würden.

13. **Positive Affirmation Jar: - Bauen Sie ein Affirmation Jar:** Stellen Sie ein Gefäß mit positiven Affirmationen und ermutigenden Notizen zusammen. Ziehen Sie eine davon heraus, wann immer Sie einen Ansporn brauchen, besonders in schwierigen Momenten.

14. **Umgeben Sie sich mit Positivität: - Positives Umfeld:** Umgeben Sie sich mit Positivität. Dekorieren Sie Ihren Raum mit Dingen, die Sie inspirieren und aufmuntern, und schaffen Sie so eine Umgebung, die Ihre Wellness-Reise unterstützt.

15. **Über Transformationen nachdenken: - Visualisieren Sie Transformationen:** Überlegen Sie, wie Ihre kleinen Erfolge zu Ihrer allgemeinen Veränderung beitragen. Visualisieren Sie die positiven Veränderungen, die Sie machen, und stellen Sie sich die Person vor, die Sie werden.

Denken Sie daran, dass es beim Feiern kleiner Erfolge nicht nur um die Anerkennung von Erfolgen geht, sondern auch um die Anerkennung Ihrer Widerstandsfähigkeit, Ihres Engagements und des Weges, den Sie eingeschlagen haben. Indem Sie diese Erfolge feiern, kultivieren Sie eine positive Einstellung, die Ihr ständiges Streben nach Wellness fördert. Prost auf Ihren anhaltenden Erfolg!

Ein leberfreundliches Leben führen

Die Einführung eines leberfreundlichen Lebensstils ist eine transformative Reise zu ganzheitlichem Wohlbefinden. Hier finden Sie einen Leitfaden für Gewohnheiten und Entscheidungen, die die Gesundheit dieses lebenswichtigen Organs fördern und unterstützen:

1. Hydratation Eleganz:

- **Wasser als Nektar:** Stellen Sie die Flüssigkeitszufuhr mit der Eleganz von Wasser in den Vordergrund. Durch die Zugabe von Zitronen-, Gurken- oder Minzscheiben erhalten Sie eine erfrischende Abwechslung, die nicht nur die Leberfunktion unterstützt, sondern auch Ihr tägliches Flüssigkeitsritual aufwertet.

2. Bunte Nährstoffpalette:

- **Lebendige pflanzliche Lebensmittel:** Streichen Sie Ihren Teller mit einer bunten Auswahl an pflanzlichen Lebensmitteln. Obst und Gemüse in verschiedenen Farben bieten ein Spektrum an Nährstoffen und Antioxidantien, die die Gesundheit der Leber und die allgemeine Vitalität fördern.

3. Nährende Kräutertees:

- **Kräuter-Elixiere:** Machen Sie sich die Vorzüge von Kräutertees zunutze. Löwenzahntee, Mariendisteltee oder eine Mischung aus entgiftenden Kräutern können nährende Elixiere sein, die zur Entgiftung der Leber beitragen.

4. Achtsame Ernährungsentscheidungen:

- **Bewusste kulinarische Entscheidungen:** Gehen Sie achtsam mit Ihrer Ernährung um. Entscheiden Sie sich für Vollwertkost, mageres Eiweiß und gesunde Fette. Minimieren Sie verarbeitete Lebensmittel und Zucker, damit sich Ihre Leber auf die Verarbeitung von Nährstoffen und nicht auf die Entgiftung von Schadstoffen konzentrieren kann.

5. Sanfte Entgiftungsroutinen:

- **Tägliche Entgiftungsgewohnheiten:** Führen Sie sanfte tägliche Entgiftungsroutinen ein. Zitronenwasser am Morgen, eine Tasse grüner Tee am Nachmittag oder ein nahrhafter Smoothie mit entgiftenden Zutaten können zu angenehmen Gewohnheiten werden, die Ihre Leber unterstützen.

6. Harmonie der körperlichen Bewegung:

- **Fließende Bewegungsübungen:** Führen Sie Übungen durch, die den Kreislauf und den Lymphfluss fördern. Ob Yoga, zügige Spaziergänge oder Tanzen - Bewegung steigert die Effizienz der natürlichen Entgiftungsprozesse Ihres Körpers.

7. Symphonie zur Stressbewältigung:

- **Melodien der Entspannung:** Praktiken zum Stressabbau wie Meditation, tiefes Atmen oder Spaziergänge in der Natur sind zu empfehlen. Chronischer Stress kann die Leber belasten, und die Anwendung von Entspannungstechniken trägt zu einem leberfreundlichen Leben bei.

8. Rituale für die Zuflucht zum Schlaf:

- **Schlafqualität Eleganz:** Verwandeln Sie Ihren Schlaf in einen Zufluchtsort. Legen Sie Wert auf eine hohe Schlafqualität, indem Sie eine beruhigende Schlafroutine schaffen, die sicherstellt, dass Ihre Leber während der Nacht wichtige Reparatur- und Regenerationsprozesse durchführen kann.

9. Achtsames kulinarisches Abenteuer: - Erkundung der Geschmacksrichtungen: Begeben Sie sich auf ein achtsames kulinarisches Abenteuer. Experimentieren Sie mit leberfreundlichen

Kräutern und Gewürzen wie Kurkuma, Ingwer, Knoblauch und Koriander, um Ihren Mahlzeiten Tiefe und gesundheitliche Vorteile zu verleihen.

10. **Proaktives Umweltbewußtsein: - Giftfreie Räume:** Sorgen Sie für eine Umgebung, die die Belastung durch Giftstoffe minimiert. Wählen Sie natürliche Reinigungsmittel, achten Sie auf die Luftqualität und reduzieren Sie die Verwendung von Produkten mit schädlichen Chemikalien, um die Entgiftungsarbeit Ihrer Leber zu unterstützen.

11. **Regelmäßige Gesundheitsuntersuchungen: - Ganzheitliche Gesundheitsbewertung:** Planen Sie regelmäßige Gesundheitskontrollen ein. Regelmäßige Besuche bei Fachleuten des Gesundheitswesens können Aufschluss über Ihre Lebergesundheit geben und Ihnen helfen, Ihren Lebensstil für optimales Wohlbefinden anzupassen.

12. **Verbindung zur Natur: - Vitalität im Freien:** Gehen Sie regelmäßig in die Natur. Ob bei einem Spaziergang im Park, bei der Gartenarbeit oder einfach beim Sonnenbaden - die Verbindung zur Natur steigert Ihr allgemeines Wohlbefinden und kommt dabei auch Ihrer Leber zugute.

13. **Genussvolle kulinarische Erlebnisse: - Kulinarische Köstlichkeiten:** Genießen Sie die Freude an kulinarischen Erlebnissen. Entdecken Sie leberfreundliche Rezepte, teilen Sie köstliche Mahlzeiten mit Ihren Lieben und feiern Sie die nährstoffreiche Reise, auf der Sie sich befinden.

14. **Gemeinschaftliche Unterstützung: - Gemeinsame Wellness-Pfade:** Bauen Sie eine Gemeinschaft der Unterstützung auf. Tauschen Sie sich mit anderen aus, die einen ähnlichen Wellness-Weg eingeschlagen haben, tauschen Sie Erkenntnisse aus und feiern Sie die Erfolge der anderen, um ein Gefühl der Kameradschaft und Ermutigung zu fördern.

15. **Befähigung zur Bildung: - Kontinuierliches Lernen:** Bilden Sie sich durch kontinuierliches Lernen weiter. Bleiben Sie auf dem Laufenden über Lebergesundheit, Ernährung und ganzheitliches Wohlbefinden und lassen Sie Ihr Wissen in Ihren leberfreundlichen Lebensstil einfließen.

Ein leberfreundliches Leben ist eine Verpflichtung zu strahlendem Wohlbefinden. Indem Sie Ihre Tage mit nährstoffreichen Praktiken und achtsamen Entscheidungen füllen, unterstützen Sie nicht nur Ihre Leber, sondern kultivieren auch einen ganzheitlichen Ansatz für Gesundheit und Vitalität. Auf die Schönheit eines Lebens, das das Wohlbefinden des wichtigsten Wächters Ihres Körpers, der Leber, ehrt und schätzt.

Kapitel 6
Morning Elevation - Frühstücksgenuss

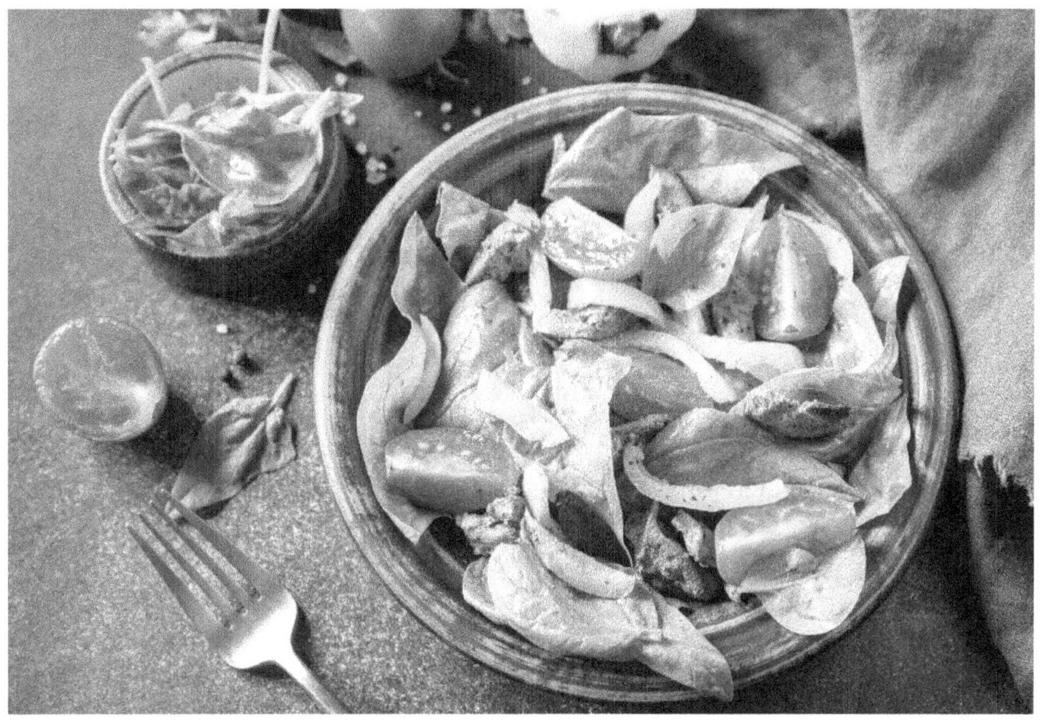

1. Grüne Göttin Smoothie-Schale

Zutaten:

- eine Tasse Spinat (frisch oder gefroren)
- eine halbe Gurke, geschält und in Scheiben geschnitten
- halbe Avocado
- halbe Banane
- eine halbe Tasse Kokosnusswasser
- ein Esslöffel Chiasamen
- Eiswürfel (optional)

Anweisungen:

1. Spinat, Gurke, Avocado, Banane und Kokoswasser pürieren, bis sie glatt sind.
2. In eine Schüssel geben und mit Chiasamen bestreuen.
3. Nach Belieben Eiswürfel hinzufügen.
4. Genießen Sie diese erfrischende und nährstoffreiche Smoothie-Bowl!

Kochzeit: fünf Minuten

Nährstoffgehalt pro Portion:

- Kaloriengehalt: 250
- Aminogehalt: 6g
- Ballaststoffgehalt: 12g
- Gesunde Fette: 15g
- Kohlenhydratgehalt: 30g

2. Quinoa-Frühstücksschüssel

Zutaten:

- eine halbe Tasse gekochte Quinoa
- eine halbe Tasse gemischte Beeren (Heidelbeeren, Erdbeeren, Himbeeren)
- ein Esslöffel Hanfsamen
- ein Esslöffel Mandelbutter
- Beträufeln mit Honig

Anweisungen:

1. Quinoa nach Packungsanweisung kochen.
2. Gekochte Quinoa, gemischte Beeren und Hanfsamen in einer Schüssel vermengen.
3. Mandelbutter und Honig darüber träufeln.
4. Gut mischen und ein proteinreiches Frühstück genießen.

Kochzeit: fünfzehn Minuten (einschließlich Quinoa-Kochzeit)

Nährstoffgehalt pro Portion:

- Kaloriengehalt: 350
- Aminogehalt: 10g
- Fasergehalt: 8g
- Gesunde Fette: 12g
- Kohlenhydratgehalt: 45g

3. Haferflocken mit Kurkuma und Ingwer

Zutaten:

- eine halbe Tasse Haferflocken
- eine Tasse Mandelmilch
- ein halber Teelöffel Kurkumapulver
- ein halber Teelöffel geriebener Ingwer
- ein Esslöffel Chiasamen
- In Scheiben geschnittene Banane für den Belag

Anweisungen:

1. Haferflocken, Mandelmilch, Kurkuma und Ingwer in einem Kochtopf vermengen.
2. Bei mittlerer Hitze kochen, bis der Hafer weich ist.
3. Chiasamen unterrühren.
4. Mit einer in Scheiben geschnittenen Banane garnieren und warm servieren.

Kochzeit: 10 Minuten

Nährstoffgehalt pro Portion:

- Kaloriengehalt: 300
- Aminogehalt: 8g
- Fasergehalt: 10g
- Gesunde Fette: 7g
- Kohlenhydratgehalt: 50g

4. Eiweißreiche Muffins mit Ei

Zutaten:

- vier Eier
- eine halbe Tasse Spinat, gehackt
- eine viertel Tasse rote Paprika, gewürfelt
- eine viertel Tasse Feta-Käse, zerkrümelt
- Salz und Pfeffer nach Geschmack

Anweisungen:

1. Den Backofen auf 175°C (350°F) vorheizen.

2. Eier in einer Schüssel verquirlen und gehackten Spinat, gewürfelte rote Paprika, Feta-Käse, Salz und Pfeffer hinzufügen.
3. Die Mischung in die Muffinförmchen füllen.
4. 15-20 Minuten backen oder bis die Eier fest sind.
5. Vor dem Herausnehmen aus der Muffinform abkühlen lassen.

Kochzeit: 20 Minuten

Nährstoffgehalt pro Portion:

- Kaloriengehalt: 180
- Aminogehalt: 15g
- Gesunde Fette: 12g
- Kohlenhydratgehalt: 3g

5. Chia-Samen-Pudding mit Beeren

Zutaten:

- zwei Esslöffel Chiasamen
- eine halbe Tasse Mandelmilch
- ein halber Teelöffel Vanilleextrakt
- Gemischte Beeren für den Belag

Anweisungen:

1. Chiasamen, Mandelmilch und Vanilleextrakt in einer Schüssel vermischen.
2. Mindestens zwei Stunden oder über Nacht in den Kühlschrank stellen.
3. Vor dem Servieren mit gemischten Beeren garnieren.

Kochzeit: zwei Stunden (einschließlich Kühlung)

Nährstoffgehalt pro Portion:

- Kaloriengehalt: 180
- Aminogehalt: 4g
- Ballaststoffgehalt: 12g
- Gesunde Fette: 10g
- Kohlenhydratgehalt: 20g

6. Toast mit Avocado und Räucherlachs

Zutaten:

- eine Scheibe Vollkornbrot
- halbe Avocado, püriert
- zwei Unzen Räucherlachs
- Zitronensaft und schwarzer Pfeffer zum Abschmecken

Anweisungen:

1. Toasten Sie die Vollkornbrotscheibe.
2. Die pürierte Avocado auf dem Toast verteilen.
3. Mit Räucherlachs belegen.
4. Mit Zitronensaft beträufeln und mit schwarzem Pfeffer bestreuen.

Kochzeit: fünf Minuten

Nährstoffgehalt pro Portion:

- Kaloriengehalt: 280
- Aminogehalt: 15g
- Fasergehalt: 7g
- Gesunde Fette: 15g
- Kohlenhydratgehalt: 20g

7. Blaubeer-Mandel-Butter-Smoothie

Zutaten:

- eine Tasse Heidelbeeren (frisch oder gefroren)
- ein Esslöffel Mandelbutter
- eine halbe Tasse griechischer Joghurt
- eine Tasse Mandelmilch
- Eiswürfel (optional)

Anweisungen:

1. Blaubeeren, Mandelbutter, griechischen Joghurt und Mandelmilch mixen, bis sie glatt sind.
2. Nach Belieben Eiswürfel hinzufügen.
3. In ein Glas gießen und diesen antioxidantienreichen Smoothie genießen.

Kochzeit: fünf Minuten

Nährstoffgehalt pro Portion:

- Kaloriengehalt: 250
- Aminogehalt: 12g
- Fasergehalt: 6g
- Gesunde Fette: 10g
- Kohlenhydratgehalt: 30g

8. Süßkartoffel-Grünkohl-Haschee

Zutaten:

- eine Süßkartoffel, gewürfelt
- eine Tasse Grünkohl, zerkleinert
- ein Esslöffel Olivenöl
- zwei Eier
- Salz und Pfeffer nach Geschmack

Anweisungen:

1. In einer Pfanne das Olivenöl bei mittlerer Hitze erhitzen.
2. Die gewürfelte Süßkartoffel hinzufügen und kochen, bis sie leicht gebräunt ist.
3. Den gehackten Grünkohl hinzufügen und anbraten, bis er welk ist.
4. In die Mischung Vertiefungen eindrücken und Eier hineinschlagen.
5. Zudecken und kochen, bis die Eier nach Ihrem Geschmack gar sind.
6. Mit Salz und Pfeffer würzen.

Kochzeit: fünfzehn Minuten

Nährstoffgehalt pro Portion:

- Kaloriengehalt: 320
- Aminogehalt: 14g
- Gesunde Fette: 15g
- Kohlenhydratgehalt: 35g

9. Kokosnuss und Ananas Chia Parfait

Zutaten:

- zwei Esslöffel Chiasamen
- eine halbe Tasse Kokosnussmilch
- eine halbe Tasse mit Ananasstückchen
- eine viertel Tasse Müsli

Anweisungen:

1. Chiasamen und Kokosmilch in einer Schüssel mischen. Mindestens zwei Stunden oder über Nacht in den Kühlschrank stellen.
2. Chia-Pudding, Ananasstückchen und Granola in ein Glas schichten.
3. Die Schichten wiederholen und mit zusätzlicher Ananas belegen.

Kochzeit: zwei Stunden (einschließlich Kühlung)

Nährstoffgehalt pro Portion:

- Kaloriengehalt: 280
- Aminogehalt: 6g
- Ballaststoffgehalt: 12g
- Gesunde Fette: 15g
- Kohlenhydratgehalt: 30g

10. Tofu-Rührei mit Gemüse

Zutaten:

- eine halbe Tasse fester Tofu, zerkrümelt
- eine halbe Tasse Kirschtomaten, halbiert
- eine viertel Tasse Paprika, gewürfelt
- eine viertel Tasse rote Zwiebel, gehackt
- eine Knoblauchzehe, gehackt
- ein Esslöffel Olivenöl
- Frische Kräuter zum Garnieren (Petersilie, Schnittlauch)

Anweisungen:

1. In einer Pfanne das Olivenöl bei mittlerer Hitze erhitzen.

2. Rote Zwiebel und Knoblauch hinzufügen und anbraten, bis sie duften.
3. Zerbröselten Tofu, Kirschtomaten und Paprika hinzufügen. Kochen, bis das Gemüse weich ist.
4. Mit frischen Kräutern garnieren und servieren.

Kochzeit: fünfzehn Minuten

Nährstoffgehalt pro Portion:

- Kaloriengehalt: 220
- Aminogehalt: 12g
- Gesunde Fette: 15g
- Kohlenhydratgehalt: 10g

Kapitel 7
Midday Revival - Inspirationen für die Mittagspause

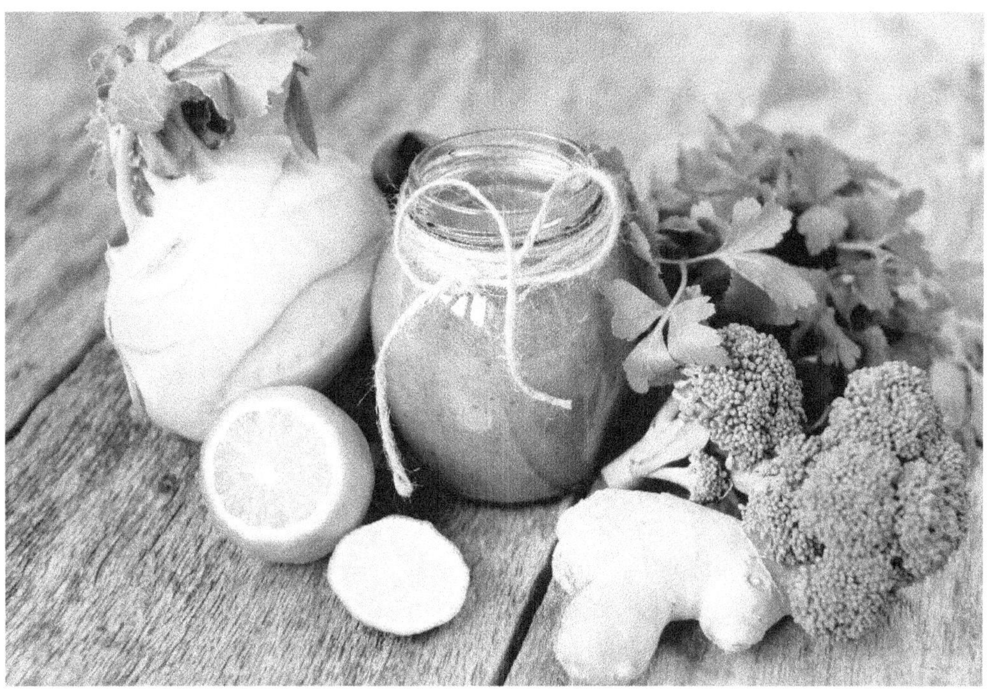

11.Entgiftender grüner Salat mit Zitronen-Tahini-Dressing

Zutaten:

- zwei Tassen gemischtes Grünzeug (Grünkohl, Spinat, Rucola)
- eine Salatgurke, in Scheiben geschnitten
- eine Avocado, gewürfelt
- eine Tasse Brokkoliröschen, gedünstet
- eine viertel Tasse Kürbiskerne
- Dressing:
- zwei Esslöffel Tahini
- Saft einer Zitrone
- ein Esslöffel Olivenöl
- Salz und Pfeffer nach Geschmack

Anweisungen:

1. In einer großen Schüssel gemischtes Grünzeug, Gurke, Avocado und gedünsteten Brokkoli vermengen.

2. In einer kleinen Schüssel Tahini, Zitronensaft, Olivenöl, Salz und Pfeffer verquirlen.
3. Das Dressing über den Salat träufeln und vorsichtig durchschwenken.
4. Mit Kürbiskernen bestreuen und servieren.

Kochzeit: 10 Minuten

Nährstoffgehalt pro Portion:

- Kaloriengehalt: 350
- Aminogehalt: 10g
- Ballaststoffgehalt: 12g
- Gesunde Fette: 25g
- Kohlenhydratgehalt: 20g

12. Quinoa und Kichererbsen-Buddha-Schüssel

Zutaten:

- eine Tasse gekochte Quinoa
- eine Tasse Kichererbsen, gekocht oder in Dosen (abgespült und abgetropft)
- eine Tasse gemischtes Gemüse (Paprika, Kirschtomaten, Karotten)
- eine viertel Tasse Hummus
- Tahini-Soße:
- zwei Esslöffel Tahini
- ein Esslöffel Zitronensaft
- eine Knoblauchzehe, gehackt
- Salz und Pfeffer nach Geschmack

Anweisungen:

1. Gekochte Quinoa, Kichererbsen und gemischtes Gemüse in eine Schüssel geben.
2. In einer kleinen Schüssel Tahini, Zitronensaft, gehackten Knoblauch, Salz und Pfeffer vermischen.
3. Die Tahinisauce über die Schüssel träufeln.
4. Einen Klecks Hummus darauf geben und servieren.

Kochzeit: fünfzehn Minuten (einschließlich Quinoa-Kochzeit)

Nährstoffgehalt pro Portion:

- Kaloriengehalt: 400

- Aminogehalt: 15g
- Fasergehalt: 14g
- Gesunde Fette: 18g
- Kohlenhydratgehalt: 45g

13. Lachs-Spargel-Folienpakete

Zutaten:

- zwei Lachsfilets
- ein Bund Spargel, gestutzt
- eine Zitrone, in Scheiben geschnitten
- zwei Esslöffel Olivenöl
- Frischer Dill zum Garnieren
- Salz und Pfeffer nach Geschmack

Anweisungen:

1. Den Backofen auf 400°F (200°C) vorheizen.
2. Jedes Lachsfilet auf ein Stück Folie legen.
3. Spargel um den Lachs herum anrichten, Zitronenscheiben hinzufügen und mit Olivenöl beträufeln.
4. Mit Salz und Pfeffer würzen, dann die Folienbeutel verschließen.
5. 15-20 Minuten backen, bis der Lachs durchgebraten ist.
6. Vor dem Servieren mit frischem Dill garnieren.

Kochzeit: 20 Minuten

Nährstoffgehalt pro Portion:

- Kaloriengehalt: 450
- Aminogehalt: 30g
- Gesunde Fette: 25g
- Kohlenhydratgehalt: 15g

14. Mediterraner Quinoa-Salat

Zutaten:

- eine Tasse gekochte Quinoa
- eine Tasse Kirschtomaten, halbiert

- halbe Salatgurke, gewürfelt
- eine viertel Tasse rote Zwiebel, fein gehackt
- eine viertel Tasse Kalamata-Oliven, in Scheiben geschnitten
- eine viertel Tasse Feta-Käse, zerkrümelt
- Dressing:
- drei Esslöffel Olivenöl
- ein Esslöffel Balsamico-Essig
- ein Teelöffel Dijon-Senf
- Salz und Pfeffer nach Geschmack

Anweisungen:

1. In einer großen Schüssel Quinoa, Kirschtomaten, Gurken, rote Zwiebeln, Oliven und Feta-Käse vermengen.
2. In einer kleinen Schüssel Olivenöl, Balsamico-Essig, Dijon-Senf, Salz und Pfeffer verquirlen.
3. Das Dressing über den Salat gießen und vorsichtig durchschwenken.
4. Gekühlt servieren.

Kochzeit: fünfzehn Minuten (einschließlich Quinoa-Kochzeit)

Nährstoffgehalt pro Portion:

- Kaloriengehalt: 380
- Aminogehalt: 10g
- Fasergehalt: 8g
- Gesunde Fette: 20g
- Kohlenhydratgehalt: 40g

15. Vegane Linsensuppe

Zutaten:

- eine Tasse getrocknete grüne Linsen, abgespült
- eine Zwiebel, gewürfelt
- zwei Möhren, in Scheiben geschnitten
- zwei Stangen Staudensellerie, gewürfelt
- drei Knoblauchzehen, gehackt
- ein Teelöffel Kreuzkümmel
- ein Teelöffel Kurkuma
- 6 Tassen voll Gemüsebrühe

- eine Tasse Grünkohl, zerkleinert
- Saft einer Zitrone
- Salz und Pfeffer nach Geschmack

Anweisungen:

1. In einem großen Topf Zwiebel, Karotten und Sellerie anbraten, bis sie weich sind.
2. Gehackten Knoblauch, Kreuzkümmel und Kurkuma hinzufügen. Eine Minute lang umrühren.
3. Mit der Gemüsebrühe aufgießen und die Linsen hinzufügen. Zum Kochen bringen, dann die Hitze reduzieren und köcheln lassen, bis die Linsen weich sind.
4. Grünkohl und Zitronensaft unterrühren. Mit Salz und Pfeffer würzen.
5. Vor dem Servieren weitere fünf Minuten köcheln lassen.

Kochzeit: 30 Minuten

Nährstoffgehalt pro Portion:

- Kaloriengehalt: 300
- Aminogehalt: 18g
- Ballaststoffgehalt: 12g
- Gesunde Fette: 5g
- Kohlenhydratgehalt: 45g

16. Spiralisierter Zucchini-Salat mit Pesto

Zutaten:

- zwei große Zucchinis, spiralisiert
- eine Tasse Kirschtomaten, halbiert
- eine viertel Tasse Pinienkerne, geröstet
- Pesto:
- zwei Tassen voll frischer Basilikumblätter
- eine halbe Tasse Parmesankäse, gerieben
- eine halbe Tasse Olivenöl
- eine viertel Tasse Zitronensaft
- Salz und Pfeffer nach Geschmack

Anweisungen:

1. In einer großen Schüssel spiralisierte Zucchini, Kirschtomaten und geröstete Pinienkerne vermengen.
2. Basilikum, Parmesankäse, Olivenöl, Zitronensaft, Salz und Pfeffer in einer Küchenmaschine zu einer glatten Masse verarbeiten.
3. Die Zucchinimischung mit dem Pesto vermischen.
4. Gekühlt servieren.

Kochzeit: 10 Minuten

Nährstoffgehalt pro Portion:

- Kaloriengehalt: 320
- Aminogehalt: 8g
- Fasergehalt: 6g
- Gesunde Fette: 25g
- Kohlenhydratgehalt: 15g

17. Gefüllte Paprikaschoten mit Quinoa und schwarzen Bohnen

Zutaten:

- vier Paprikaschoten, halbiert und entkernt
- eine Tasse gekochte Quinoa
- eine Tasse schwarze Bohnen, gekocht oder in Dosen (abgespült und abgetropft)
- eine Tasse Maiskörner
- eine Tasse Salsa
- ein Teelöffel Kreuzkümmel
- ein Teelöffel Chilipulver
- eine halbe Tasse geschredderter veganer Käse (optional)

Anweisungen:

1. Den Backofen auf 190°C (375°F) vorheizen.
2. In einer Schüssel gekochte Quinoa, schwarze Bohnen, Mais, Salsa, Kreuzkümmel und Chilipulver vermischen.
3. Jede Paprikahälfte mit der Quinoamischung füllen.
4. Falls verwendet, veganen Käse darüber streuen.
5. 25-30 Minuten backen, bis die Paprikaschoten weich sind.
6. Warm servieren.

Kochzeit: 30 Minuten

Nährstoffgehalt pro Portion:

- Kaloriengehalt: 380
- Aminogehalt: 15g
- Ballaststoffgehalt: 12g
- Gesunde Fette: 10g
- Kohlenhydratgehalt: 60g

18.Pikanter Zitronen-Knoblauch-Shrimp-Salat

Zutaten:

- ein Pfund Garnelen, geschält und entdarmt
- zwei Esslöffel Olivenöl
- drei Knoblauchzehen, gehackt
- Schale und Saft einer Zitrone
- ein Teelöffel Paprikapulver
- Salz und Pfeffer nach Geschmack
- vier Tassen gemischtes Grünzeug

Anweisungen:

1. In einer Schüssel die Garnelen mit Olivenöl, gehacktem Knoblauch, Zitronenschale, Zitronensaft, Paprika, Salz und Pfeffer vermengen.
2. Eine Viertelstunde marinieren.
3. Eine Pfanne bei mittlerer Hitze erhitzen und die Garnelen kochen, bis sie undurchsichtig sind.
4. Auf einem Bett aus gemischtem Salat servieren.

Kochzeit: fünfzehn Minuten

Nährstoffgehalt pro Portion:

- Kaloriengehalt: 300
- Aminogehalt: 25g
- Gesunde Fette: 15g
- Kohlenhydratgehalt: 10g

19. Blumenkohl-Kurkuma-Suppe

Zutaten:

- ein mittelgroßer Blumenkohl, in Stücke geschnitten
- eine Zwiebel, gewürfelt
- drei Knoblauchzehen, gehackt
- ein Teelöffel Kurkuma
- vier Tassen Gemüsebrühe
- eine Tasse Kokosnussmilch
- Salz und Pfeffer nach Geschmack
- Frischer Koriander zum Garnieren

Anweisungen:

1. In einem großen Topf Zwiebel und Knoblauch anbraten, bis sie weich sind.
2. Blumenkohl, Kurkuma und Gemüsebrühe hinzufügen. Zum Kochen bringen, dann köcheln lassen, bis der Blumenkohl weich ist.
3. Die Suppe mit einem Stabmixer pürieren, bis sie glatt ist.
4. Kokosmilch einrühren und mit Salz und Pfeffer abschmecken.
5. Vor dem Servieren mit frischem Koriander garnieren.

Kochzeit: 2fünf Minuten

Nährstoffgehalt pro Portion:

- Kaloriengehalt: 250
- Aminogehalt: 5g
- Fasergehalt: 8g
- Gesunde Fette: 15g
- Kohlenhydratgehalt: 20g

20. Süßkartoffeln und Linseneintopf

Zutaten:

- eine Tasse trockene braune Linsen, abgespült
- zwei Süßkartoffeln, gewürfelt
- eine Zwiebel, gewürfelt
- drei Knoblauchzehen, gehackt
- eine Dose (1four oz) gewürfelte Tomaten

- vier Tassen Gemüsebrühe
- ein Teelöffel Kreuzkümmel
- ein Teelöffel geräucherter Paprika
- Salz und Pfeffer nach Geschmack
- Frische Petersilie zum Garnieren

Anweisungen:

1. In einem großen Topf Zwiebel und Knoblauch anbraten, bis sie duften.
2. Süßkartoffeln, Linsen, Tomatenwürfel, Gemüsebrühe, Kreuzkümmel, geräucherte Paprika, Salz und Pfeffer hinzufügen.
3. Aufkochen lassen, dann die Hitze reduzieren und köcheln lassen, bis die Linsen weich sind.
4. Vor dem Servieren mit frischer Petersilie garnieren.

Kochzeit: 30 Minuten

Nährstoffgehalt pro Portion:

- Kaloriengehalt: 350
- Aminogehalt: 15g
- Ballaststoffgehalt: 12g
- Gesunde Fette: 5g
- Kohlenhydratgehalt: 60g

Kapitel 8
Abendliche Genüsse - Dinner Sensations

21.Gebackener Zitronen-Kräuter-Lachs

Zutaten:

- vier Lachsfilets
- zwei Esslöffel Olivenöl
- zwei Esslöffel frischer Zitronensaft
- zwei Knoblauchzehen, gehackt
- ein Teelöffel getrockneter Thymian
- ein Teelöffel getrockneter Rosmarin
- Salz und Pfeffer nach Geschmack
- Zitronenscheiben zum Garnieren

Anweisungen:

1. Den Backofen auf 400°F (200°C) vorheizen.
2. Olivenöl, Zitronensaft, gehackten Knoblauch, Thymian, Rosmarin, Salz und Pfeffer in einer Schüssel verquirlen.
3. Lachsfilets auf ein Backblech legen.
4. Den Lachs mit der Zitronen-Kräuter-Mischung bestreichen.
5. 15-20 Minuten backen, bis der Lachs leicht abblättert.
6. Vor dem Servieren mit Zitronenscheiben garnieren.

Kochzeit: 20 Minuten

Nährstoffgehalt pro Portion:

- Kaloriengehalt: 350
- Aminogehalt: 30g
- Gesunde Fette: 20g
- Kohlenhydratgehalt: 2g

22.Vegetarisches Rührbraten mit Tofu

Zutaten:

- ein Block fester Tofu, gewürfelt

- zwei Esslöffel Sojasauce
- ein Esslöffel Sesamöl
- ein Esslöffel Reisessig
- ein Esslöffel Ahornsirup
- ein Esslöffel Ingwer, gehackt
- zwei Knoblauchzehen, gehackt
- zwei Tassen voll Brokkoliröschen
- eine Paprikaschote, in Scheiben geschnitten
- eine Karotte, in Juliennestücke geschnitten
- zwei grüne Zwiebeln, in Scheiben geschnitten
- Sesamsamen zum Garnieren

Anweisungen:

1. Drücken Sie den Tofu aus, um überschüssiges Wasser zu entfernen, und schneiden Sie ihn dann in Würfel.
2. In einer Schüssel Sojasauce, Sesamöl, Reisessig, Ahornsirup, gehackten Ingwer und gehackten Knoblauch verquirlen.
3. Tofu unter Rühren braten, bis er goldbraun ist. Beiseite stellen.
4. In der gleichen Pfanne Brokkoli, Paprika und Karotten unter Rühren anbraten, bis sie weich sind.
5. Gekochten Tofu wieder in die Pfanne geben und mit der Sauce übergießen.
6. Umrühren, bis alles bedeckt und durcherhitzt ist.
7. Mit geschnittenen Frühlingszwiebeln und Sesam garnieren.

Kochzeit: 20 Minuten

Nährstoffgehalt pro Portion:

- Kaloriengehalt: 300
- Aminogehalt: 20g
- Gesunde Fette: 15g
- Kohlenhydratgehalt: 25g

23.Quinoa-Schale mit gebratenem Gemüse

Zutaten:

- eine Tasse gekochte Quinoa
- eine Tasse Kirschtomaten, halbiert
- eine Zucchini, in Scheiben geschnitten

- eine gelbe Paprikaschote, in Scheiben geschnitten
- eine rote Zwiebel, in Scheiben geschnitten
- zwei Esslöffel Olivenöl
- ein Teelöffel getrockneter Oregano
- ein Teelöffel geräucherter Paprika
- Salz und Pfeffer nach Geschmack
- Frisches Basilikum zum Garnieren

Anweisungen:

1. Den Backofen auf 400°F (200°C) vorheizen.
2. In einer Schüssel Kirschtomaten, Zucchini, Paprika und rote Zwiebeln mit Olivenöl, Oregano, geräuchertem Paprika, Salz und Pfeffer vermengen.
3. Das Gemüse auf einem Backblech verteilen und 20 bis 25 Minuten lang rösten, bis es weich ist.
4. Gekochte Quinoa in Schalen anrichten und mit geröstetem Gemüse belegen.
5. Vor dem Servieren mit frischem Basilikum garnieren.

Kochzeit: 2fünf Minuten

Nährstoffgehalt pro Portion:

- Kaloriengehalt: 380
- Aminogehalt: 10g
- Fasergehalt: 8g
- Gesunde Fette: 15g
- Kohlenhydratgehalt: 55g

24.Zitronen-Knoblauch-Kräuter-Hähnchen

Zutaten:

- vier Hühnerbrüste ohne Knochen und ohne Haut
- zwei Esslöffel Olivenöl
- zwei Esslöffel frischer Zitronensaft
- drei Knoblauchzehen, gehackt
- ein Teelöffel getrockneter Thymian
- ein Teelöffel getrockneter Rosmarin
- Salz und Pfeffer nach Geschmack
- Zitronenspalten zum Garnieren

Anweisungen:

1. Den Backofen auf 400°F (200°C) vorheizen.
2. Olivenöl, Zitronensaft, gehackten Knoblauch, Thymian, Rosmarin, Salz und Pfeffer in einer Schüssel verquirlen.
3. Hähnchenbrüste in eine Auflaufform legen und mit der Zitronen-Kräuter-Mischung bestreichen.
4. 25-30 Minuten backen, bis das Huhn durchgebraten ist.
5. Vor dem Servieren mit Zitronenspalten garnieren.

Kochzeit: 30 Minuten

Nährstoffgehalt pro Portion:

* Kaloriengehalt: 320
* Aminogehalt: 30g
* Gesunde Fette: 15g
* Kohlenhydratgehalt: 2g

25.Spaghetti Squash Primavera

Zutaten:

* einen mittelgroßen Spaghettikürbis
* zwei Esslöffel Olivenöl
* eine Zwiebel, gewürfelt
* zwei Knoblauchzehen, gehackt
* eine Zucchini, in Scheiben geschnitten
* eine Paprikaschote, in Scheiben geschnitten
* eine Tasse Kirschtomaten, halbiert
* eine viertel Tasse frisches Basilikum, gehackt
* Salz und Pfeffer nach Geschmack
* Geriebener Parmesankäse zum Garnieren

Anweisungen:

1. Den Backofen auf 190°C (375°F) vorheizen.
2. Den Spaghettikürbis halbieren und die Kerne aushöhlen.
3. Die Schnittflächen mit Olivenöl bestreichen und mit der Schnittfläche nach unten auf ein Backblech legen.
4. 40 bis 45 Minuten braten, bis der Kürbis gabelzart ist.

5. In einer Pfanne Zwiebel und Knoblauch in Olivenöl anbraten, bis sie weich sind.
6. Zucchini, Paprika und Kirschtomaten hinzufügen. Kochen, bis das Gemüse weich ist.
7. Den Spaghettikürbis mit einer Gabel schaben, um Stränge zu erhalten.
8. Schwenken Sie den Kürbis mit dem gebratenen Gemüse, frischem Basilikum, Salz und Pfeffer.
9. Mit geriebenem Parmesankäse garnieren.

Kochzeit: 4fünf Minuten

Nährstoffgehalt pro Portion:

- Kaloriengehalt: 280
- Aminogehalt: 5g
- Fasergehalt: 10g
- Gesunde Fette: 15g
- Kohlenhydratgehalt: 35g

26.Gebratener Blumenkohlreis mit Shrimps

Zutaten:

- ein Pfund Garnelen, geschält und entdarmt
- ein Kopf Blumenkohl, gewürfelt
- zwei Esslöffel Sojasauce
- ein Esslöffel Sesamöl
- ein Esslöffel Reisessig
- ein Esslöffel Ahornsirup
- ein Esslöffel Ingwer, gehackt
- zwei Knoblauchzehen, gehackt
- eine Tasse Zuckererbsen
- eine Karotte, in Juliennestücke geschnitten
- zwei grüne Zwiebeln, in Scheiben geschnitten
- Sesamsamen zum Garnieren

Anweisungen:

1. In einer Schüssel Sojasauce, Sesamöl, Reisessig, Ahornsirup, gehackten Ingwer und gehackten Knoblauch verquirlen.
2. Garnelen unter Rühren anbraten, bis sie undurchsichtig sind. Beiseite stellen.
3. In derselben Pfanne Blumenkohlwürfel, Zuckerschoten und Karottenwürfel anbraten, bis das Gemüse weich ist.

4. Gekochte Garnelen wieder in die Pfanne geben und mit der Soße übergießen.
5. Umrühren, bis alles bedeckt und durcherhitzt ist.
6. Mit geschnittenen Frühlingszwiebeln und Sesam garnieren.

Kochzeit: 20 Minuten

Nährstoffgehalt pro Portion:

- Kaloriengehalt: 320
- Aminogehalt: 25g
- Gesunde Fette: 15g
- Kohlenhydratgehalt: 20g

27. Gefüllte Paprikaschoten mit Pilzen und Spinat

Zutaten:

- vier Paprikaschoten, halbiert und entkernt
- ein Esslöffel Olivenöl
- eine Zwiebel, gewürfelt
- zwei Knoblauchzehen, gehackt
- zwei Tassen voll Champignons, zerkleinert
- zwei Tassen Spinat, zerkleinert
- eine Tasse Quinoa, gekocht
- ein Teelöffel getrockneter Thymian
- Salz und Pfeffer nach Geschmack
- eine viertel Tasse Nährhefe (optional)

Anweisungen:

1. Den Backofen auf 190°C (375°F) vorheizen.
2. In einer Pfanne das Olivenöl erhitzen und die Zwiebel und den Knoblauch anbraten, bis sie weich sind.
3. Champignons hinzufügen und kochen, bis sie ihre Feuchtigkeit abgeben.
4. Den gehackten Spinat unterrühren und kochen, bis er verwelkt ist.
5. Gekochte Quinoa, getrockneten Thymian, Salz und Pfeffer untermischen.
6. Die Mischung in die halbierten Paprikaschoten geben.
7. 25-30 Minuten backen, bis die Paprikaschoten weich sind.
8. Falls gewünscht, vor dem Servieren mit Nährhefe bestreuen.

Kochzeit: 30 Minuten

Nährstoffgehalt pro Portion:

- Kaloriengehalt: 300
- Aminogehalt: 12g
- Fasergehalt: 8g
- Gesunde Fette: 10g
- Kohlenhydratgehalt: 45g

28.Gegrillte Zitronen-Kräuter-Hähnchenspieße

Zutaten:

- ein Pfund Hühnerbrust, in Würfel geschnitten
- zwei Esslöffel Olivenöl
- zwei Esslöffel frischer Zitronensaft
- ein Teelöffel getrockneter Oregano
- ein Teelöffel getrockneter Thymian
- Salz und Pfeffer nach Geschmack
- Holzspieße, in Wasser eingeweicht

Anweisungen:

1. Olivenöl, Zitronensaft, getrockneter Oregano, getrockneter Thymian, Salz und Pfeffer in einer Schüssel verquirlen.
2. Hähnchenwürfel auf die eingeweichten Holzspieße stecken.
3. Die Hähnchenspieße mit der Zitronen-Kräuter-Mischung bestreichen.
4. Bei mittlerer Hitze 10-1zwei Minuten grillen, bis das Hähnchen durchgebraten ist.
5. Sofort servieren.

Kochzeit: 1zwei Minuten

Nährstoffgehalt pro Portion:

- Kaloriengehalt: 280
- Aminogehalt: 30g
- Gesunde Fette: 15g
- Kohlenhydratgehalt: 2g

29.Miso-Glasierter Kabeljau mit Bok Choy

Zutaten:

- vier Kabeljaufilets
- zwei Esslöffel weiße Miso-Paste
- ein Esslöffel Sojasauce
- ein Esslöffel Reisessig
- ein Esslöffel Ahornsirup
- ein Esslöffel Sesamöl
- zwei Teelöffel Ingwer, gehackt
- vier Baby-Bok Choy, halbiert
- Sesamsamen zum Garnieren

Anweisungen:

1. Den Backofen auf 400°F (200°C) vorheizen.
2. In einer Schüssel Miso-Paste, Sojasauce, Reisessig, Ahornsirup, Sesamöl und gehackten Ingwer verquirlen.
3. Kabeljaufilets in eine Auflaufform legen und mit der Miso-Glasur bestreichen.
4. Halbierten Bok Choy um den Kabeljau herum anrichten.
5. 15-20 Minuten backen, bis der Kabeljau blättrig ist.
6. Vor dem Servieren mit Sesamsamen garnieren.

Kochzeit: 20 Minuten

Nährstoffgehalt pro Portion:

- Kaloriengehalt: 320
- Aminogehalt: 25g
- Gesunde Fette: 15g
- Kohlenhydratgehalt: 10g

30.Aubergine und Kichererbsen-Curry

Zutaten:

- eine große Aubergine, gewürfelt
- eine Dose Kichererbsen, abgetropft und abgespült (1,5 g)
- eine Zwiebel, gewürfelt
- zwei Knoblauchzehen, gehackt

- eine Dose (14 oz) gewürfelte Tomaten
- eine Dose Kokosnussmilch (1,5 g)
- zwei Esslöffel Currypulver
- ein Teelöffel Kurkuma
- ein Teelöffel Kreuzkümmel
- Salz und Pfeffer nach Geschmack
- Frischer Koriander zum Garnieren

Anweisungen:

1. In einem großen Topf Zwiebel und Knoblauch anbraten, bis sie weich sind.
2. Gewürfelte Auberginen hinzugeben und kochen, bis sie leicht gebräunt sind.
3. Kichererbsen, Tomatenwürfel, Kokosmilch, Currypulver, Kurkuma, Kreuzkümmel, Salz und Pfeffer einrühren.
4. 20 bis fünf Minuten köcheln lassen, bis die Auberginen weich sind.
5. Vor dem Servieren mit frischem Koriander garnieren.

Kochzeit: 2fünf Minuten

Nährstoffgehalt pro Portion:

- Kaloriengehalt: 350
- Aminogehalt: 10g
- Ballaststoffgehalt: 12g
- Gesunde Fette: 15g
- Kohlenhydratgehalt: 45g

Kapitel 9
Ernährung zu jeder Zeit - Snack Adventures

31. Avocado- und Tomatensalsa mit Vollkorn-Pita-Chips

Zutaten:

- zwei Avocados, gewürfelt
- eine Tasse Kirschtomaten, gewürfelt
- eine viertel Tasse rote Zwiebel, fein gehackt
- eine viertel Tasse Koriander, gehackt
- Saft von einer Limette
- Salz und Pfeffer nach Geschmack
- Vollkorn-Pita-Chips zum Servieren

Anweisungen:

1. In einer Schüssel Avocadowürfel, Kirschtomaten, rote Zwiebeln, Koriander und Limettensaft vermengen.
2. Mit Salz und Pfeffer würzen.
3. Mit Vollkorn-Pita-Chips servieren.

Kochzeit: 10 Minuten

Nährstoffgehalt pro Portion:

- Kaloriengehalt: 150
- Aminogehalt: 2g
- Fasergehalt: 6g
- Gesunde Fette: 10g
- Kohlenhydratgehalt: 15g

32. Gurke und Hummus-Häppchen

Zutaten:

- eine Salatgurke, in Scheiben geschnitten
- eine halbe Tasse Hummus
- Kirschtomaten zum Garnieren
- Frischer Dill zum Garnieren

Anweisungen:

1. Die Gurke in runde Scheiben schneiden.
2. Eine kleine Menge Hummus auf jede Gurkenrunde geben.
3. Mit Kirschtomaten und frischem Dill garnieren.

Kochzeit: fünf Minuten

Nährstoffgehalt pro Portion:

- Kaloriengehalt: 80
- Aminogehalt: 3g
- Fasergehalt: 3g
- Gesunde Fette: 5g
- Kohlenhydratgehalt: 8g

33.Chia-Samen-Pudding mit gemischten Beeren

Zutaten:

- eine viertel Tasse Chiasamen
- eine Tasse Mandelmilch
- ein halber Teelöffel Vanilleextrakt
- eine Tasse mit gemischten Beeren (Erdbeeren, Heidelbeeren, Himbeeren)

Anweisungen:

1. Chiasamen, Mandelmilch und Vanilleextrakt in einer Schüssel vermischen.
2. Mindestens zwei Stunden oder über Nacht in den Kühlschrank stellen.
3. Chia-Pudding mit gemischten Beeren schichten.

Kochzeit: zwei Stunden (einschließlich Kühlung)

Nährstoffgehalt pro Portion:

- Kaloriengehalt: 180
- Aminogehalt: 5g
- Fasergehalt: 10g
- Gesunde Fette: 10g
- Kohlenhydratgehalt: 20g

34. Mit Kurkuma geröstete Kichererbsen

Zutaten:

- eine Dose Kichererbsen, abgetropft und abgespült (1,5 g)
- ein Esslöffel Olivenöl
- ein Teelöffel Kurkuma
- ein halber Teelöffel Kreuzkümmel
- ein halber Teelöffel Paprikapulver
- Salz nach Geschmack

Anweisungen:

1. Den Backofen auf 400°F (200°C) vorheizen.
2. In einer Schüssel die Kichererbsen mit Olivenöl, Kurkuma, Kreuzkümmel, Paprika und Salz vermengen.
3. Kichererbsen auf einem Backblech verteilen und 20 bis 25 Minuten knusprig rösten.

Kochzeit: 2fünf Minuten

Nährstoffgehalt pro Portion:

- Kaloriengehalt: 180
- Aminogehalt: 7g
- Fasergehalt: 6g
- Gesunde Fette: 6g
- Kohlenhydratgehalt: 25g

35. Griechischer Joghurt und Beerenparfait

Zutaten:

- eine Tasse griechischer Joghurt
- eine halbe Tasse Müsli
- eine halbe Tasse gemischte Beeren (Heidelbeeren, Erdbeeren)
- Beträufeln mit Honig

Anweisungen:

1. Griechischen Joghurt, Müsli und gemischte Beeren in ein Glas schichten.
2. Honig darüber träufeln.

Kochzeit: fünf Minuten

Nährstoffgehalt pro Portion:

- Kaloriengehalt: 250
- Aminogehalt: 15g
- Fasergehalt: 4g
- Gesunde Fette: 8g
- Kohlenhydratgehalt: 30g

36. Geschnittener Apfel mit Mandelbutter

Zutaten:

- ein Apfel, in Scheiben geschnitten
- zwei Esslöffel Mandelbutter
- Chiasamen zum Garnieren

Anweisungen:

1. Den Apfel in dünne Scheiben schneiden.
2. Jede Apfelscheibe mit Mandelbutter bestreichen.
3. Mit Chiasamen garnieren.

Kochzeit: fünf Minuten

Nährstoffgehalt pro Portion:

- Kaloriengehalt: 200
- Aminogehalt: 4g
- Fasergehalt: 6g
- Gesunde Fette: 10g
- Kohlenhydratgehalt: 25g

37. Gemüsesticks mit Guacamole

Zutaten:

- eine Tasse Karottenstifte
- eine Tasse voll Gurkenstifte
- eine Tasse voll Paprikastreifen

- eine Tasse Kirschtomaten
- Guacamole:
- zwei Avocados, püriert
- eine viertel Tasse rote Zwiebel, fein gehackt
- eine Knoblauchzehe, gehackt
- Saft von einer Limette
- Salz und Pfeffer nach Geschmack

Anweisungen:

1. Gemüsesticks auf einem Teller anrichten.
2. In einer Schüssel pürierte Avocados, rote Zwiebel, gehackten Knoblauch, Limettensaft, Salz und Pfeffer vermischen.
3. Die Gemüsesticks mit Guacamole servieren.

Kochzeit: 10 Minuten

Nährstoffgehalt pro Portion:

- Kaloriengehalt: 180
- Aminogehalt: 4g
- Fasergehalt: 10g
- Gesunde Fette: 15g
- Kohlenhydratgehalt: 20g

38. Grünkohlchips mit Nährhefe

Zutaten:

- ein Bund Grünkohl, entstielt und in Stücke gerissen
- ein Esslöffel Olivenöl
- zwei Esslöffel Nährhefe
- Salz nach Geschmack

Anweisungen:

1. Den Backofen auf 180°C (350°F) vorheizen.
2. In einer Schüssel den Grünkohl mit Olivenöl, Nährhefe und Salz vermischen.
3. Grünkohl auf einem Backblech verteilen und 10 bis 15 Minuten knusprig backen.

Kochzeit: fünfzehn Minuten

Nährstoffgehalt pro Portion:

- Kaloriengehalt: 120
- Aminogehalt: 6g
- Fasergehalt: 4g
- Gesunde Fette: 7g
- Kohlenhydratgehalt: 15g

39.Energiegeladener Trail Mix

Zutaten:

- eine halbe Tasse Mandeln
- eine halbe Tasse Walnüsse
- eine viertel Tasse Kürbiskerne
- eine viertel Tasse getrocknete Gojibeeren
- eine viertel Tasse dunkle Schokoladensplitter

Anweisungen:

1. In einer Schüssel Mandeln, Walnüsse, Kürbiskerne, Gojibeeren und Zartbitterschokoladenstückchen mischen.
2. Portionieren Sie sie in kleine Snack-Beutel, damit Sie sie leicht mitnehmen können.

Kochzeit: fünf Minuten

Nährstoffgehalt pro Portion:

- Kaloriengehalt: 250
- Aminogehalt: 8g
- Fasergehalt: 5g
- Gesunde Fette: 18g
- Kohlenhydratgehalt: 20g

40.Sesam-Ingwer-Edamame

Zutaten:

- zwei Tassen Edamame, gedünstet
- ein Esslöffel Sesamöl
- ein Esslöffel Sojasauce

- ein Teelöffel frischer Ingwer, gerieben
- Sesamsamen zum Garnieren

Anweisungen:

1. In einer Schüssel gedämpfte Edamame mit Sesamöl, Sojasauce und geriebenem Ingwer vermengen.
2. Mit Sesamsamen garnieren.

Kochzeit: 10 Minuten

Nährstoffgehalt pro Portion:

- Kaloriengehalt: 180
- Aminogehalt: 16g
- Fasergehalt: 8g
- Gesunde Fette: 7g
- Kohlenhydratgehalt: 15g

Schlussfolgerung

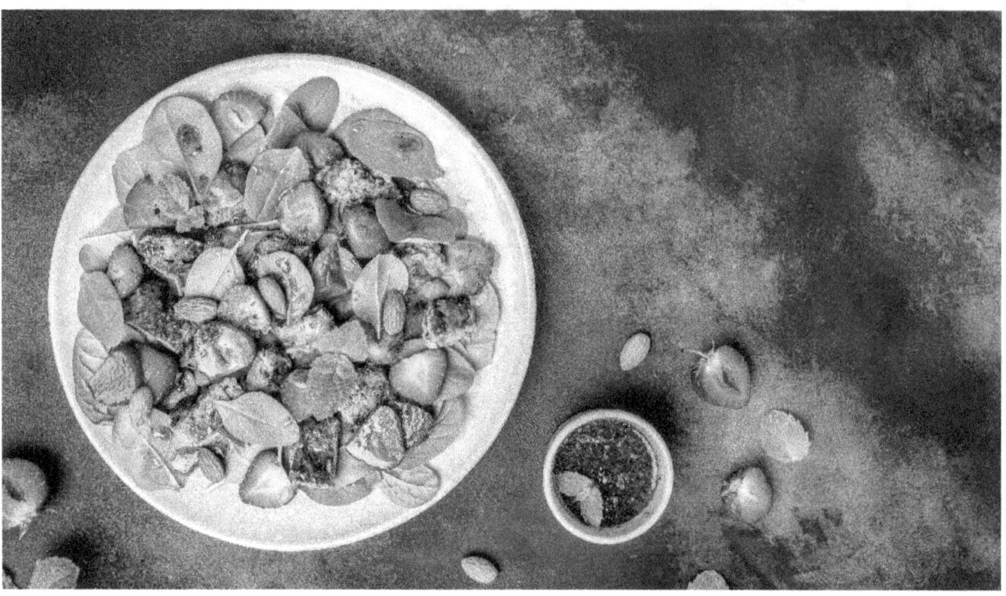

Herzlichen Glückwunsch zum Abschluss Ihrer Reise durch das "Liver Detox Cookbook"! Wenn Sie die letzte Seite umblättern, hoffen wir, dass Sie nicht nur eine Fülle von köstlichen Rezepten erhalten haben, sondern auch ein tiefes Verständnis für die wichtige Rolle, die Ihre Leber für Ihre allgemeine Gesundheit und Ihr Wohlbefinden spielt.

Während dieser kulinarischen Expedition haben Sie die komplizierte Funktionsweise der Leber erforscht und ihre angeborene Fähigkeit zur Entgiftung und Verjüngung enträtselt. Von der Erkennung von Anzeichen für Leberstress bis hin zum Verständnis der Mythen und Fakten rund um die Entgiftung - Sie haben sich mit der Förderung der Lebergesundheit durch einen ganzheitlichen Ansatz vertraut gemacht.

Die Reise war damit noch nicht zu Ende. Wir haben uns mit der symbiotischen Beziehung zwischen Ernährung und Entgiftung befasst und Ihnen eine Palette leberfreundlicher Lebensmittel vorgestellt. Sie haben gelernt, wie Sie Ihre Entgiftungspläne auf Ihren Lebensstil abstimmen können, wie Sie im Lebensmittelgeschäft die wichtigsten Entgiftungsprodukte finden und sogar die einzigartigen Aromen der deutschen Entgiftungsküche entdecken.

Unsere Kapitel waren Ihre Begleiter, die Sie durch die Feinheiten eines 14-tägigen Entgiftungsprogramms, die Zubereitung ausgewogener Entgiftungsmahlzeiten und die Einbindung entgiftender Kräuter und Gewürze geführt haben. Sie haben die Kunst der Essensplanung und -zubereitung gemeistert und verfügen nun über das nötige Rüstzeug, um nach der Entgiftung das Gleichgewicht zu halten.

Im Bereich der Rezepte haben Ihre Geschmacksknospen mit Frühstücksfreuden, Mittagsinspirationen, Dinner-Sensationen und Snack-Abenteuern getanzt - allesamt mit Blick auf das Wohlbefinden Ihrer Leber kreiert. Von gebackenem Zitronen-Kräuterlachs bis zu Sesam-Ingwer-Edamame sind diese Rezepte nicht nur Nahrung für Ihren Körper, sondern auch ein Fest der Aromen, das die Entgiftung zu einem Genuss macht.

Denken Sie zum Abschluss dieser transformativen Reise daran, dass die Aufrechterhaltung eines leberfreundlichen Lebens eine ständige Verpflichtung ist. Freuen Sie sich über die kleinen Erfolge, überwinden Sie Herausforderungen und feiern Sie Ihr verjüngtes Ich. Das Ende dieses Buches ist kein Ende, sondern ein Anfang - der Anfang eines Lebensstils, der mit dem natürlichen Rhythmus Ihres Körpers harmoniert und dauerhafte Gesundheit und Vitalität fördert.

Vielen Dank, dass Sie uns Ihre Reise zu einem vitalen Ich anvertraut haben. Möge Ihr Weg mit köstlichen, nahrhaften Entscheidungen gepflastert sein, und möge die Lebendigkeit, die Sie kultiviert haben, von innen nach außen strahlen.

Auf Ihr anhaltendes Wohlbefinden und eine Leber, die in Harmonie mit Ihrem pulsierenden Leben gedeiht!

www.ingramcontent.com/pod-product-compliance
Lightning Source LLC
Chambersburg PA
CBHW080937260726
48661CB00010B/3951